Let's ask
a doctor
mental
health

心のお医者さん
に聞いてみよう

「適応障害」って、どんな病気？

正しい理解と治療法

精神科医・ハートクリニック理事長
浅井逸郎 監修

大和出版

はじめに

適応障害というと「うつ病に似た病気」「うつ病よりも軽い病気」だと思われがちです。適応障害は、失恋や職場のトラブル、嫁姑問題、介護、がんの罹患や死別などさまざまなストレス因子への対処困難な状況から生じます。症状が多岐にわたり、その程度は軽度から重症まで幅広く、自殺の危険もあります。

じつは適応障害は、近年ようやく急ピッチで研究が進み始めた病気であり、まだわからないことがたくさんあります。現在明らかになっているのは、この病気で苦しむ人は「特定のストレス因子へのとらわれ」「そのストレスへの対処技能（コーピングスキル）の不足」というふたつ条件に当てはまるということです。

本書では、適応障害の国際的な診断基準とともに、医療現場で出会うこの病気の実態を明らかにし、有効性が認められる問題解決療法のやり方を紹介します。問題解決療法は、本来集団でやるほうが効果的ですが、ひとりでもできるように基本的な考え方と方法を説明します。治療に欠かせない家族や周囲のサポートについても記しました。

適応障害はストレス因子をとり除き、ストレスへの対処技能を身につけて適切な治療を行えば治せる病気です。本書によって本人とご家族が適応障害に対する理解を深め、早期に回復して社会復帰することを願っています。

精神科医・医療法人社団ハートクリニック理事長
浅井逸郎

CONTENTS

はじめに——2

Part1
うつ病とはなにが違うの？
「適応障害」のあらましを知る——7

適応障害の見とり図
ストレス因子へのとらわれと、コーピングの失敗から起こる——8

適応障害の症状
不安から身体的不調、素行障害までさまざま——10

国際的な診断基準
軽く見られる、誤解が多い……ふたつの基準が錯綜している——12

うつ病との違い
過剰適応で起こる「うつ病」、適応困難で起こる「適応障害」——14

操作的診断と病気の鑑別
国際基準で診断。実際の病状と当てはまらない点が多い——16

不健康な状態での発症
身体的、精神的な疾患により、適応障害が起こることもある——20

健康な状態での発症
劣悪な環境、またはコーピングの技能不足で起こることも多い——22

自殺の危険
自殺率は高い。けっして軽く見てはいけない——24

Doctor's VOICE
時代の変化、世代の変化で適応障害が増加する——26

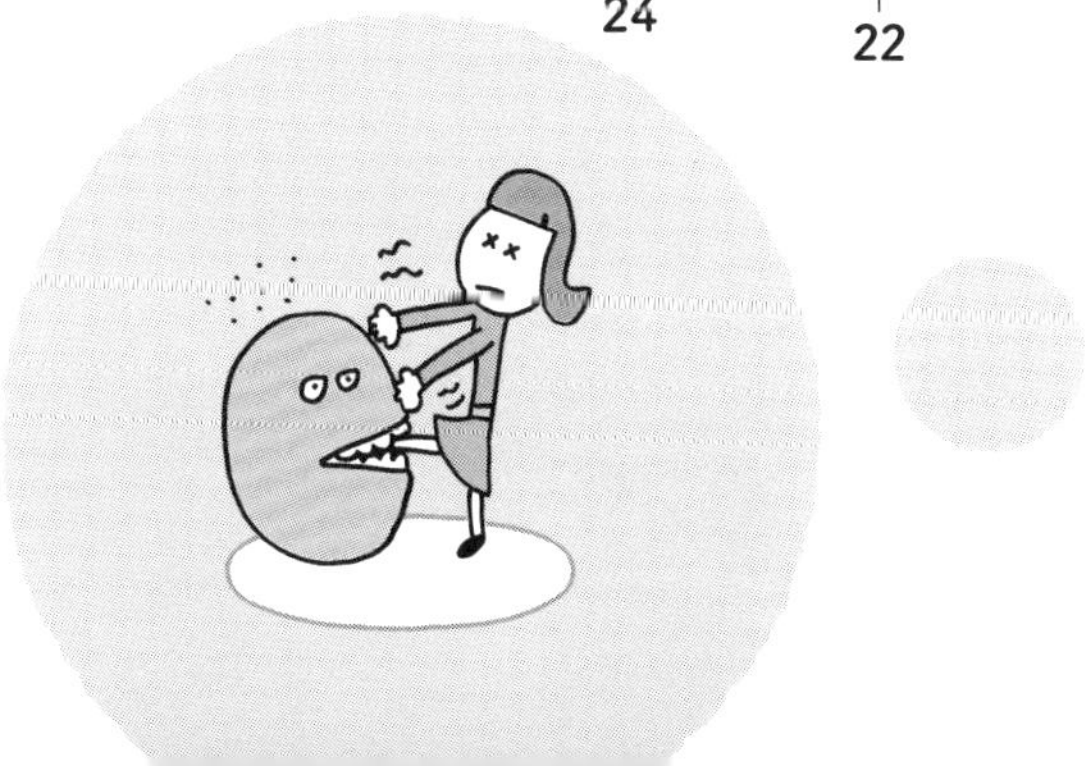

Part2 半年で治る？ 正しい受診と治療で完治までの期間を短くする——27

治療の全体
重症度や病識のもち方で、治療の内容は変化する——28

重症度と治療のポイント
4段階に分かれ、重症度が高いほど家族の支援が必要——30

うつ病と適応障害
かたくなで聞き入れない。否認をとり除くことが先決——32

発達障害と適応障害
青年期以降に発覚するグレーゾーンに注意——34

双極性障害と適応障害
軽い躁が現れるII型に多い。リズムが崩れるときが危険——36

境界性パーソナリティ障害と適応障害
長期間単調な仕事は避けて。定期的に職場を変える——38

治療期間
早ければ1～2か月。長引いても出口はある——40

薬物療法
症状に応じて薬が処方される。抗うつ薬、抗精神病薬を用いる——42

環境調整
環境を調整し、ストレス因子をとり除くことが治療の近道になる——44

精神療法
障害を自覚し、自主的にとり組む。真の改善には時間がかかる——46

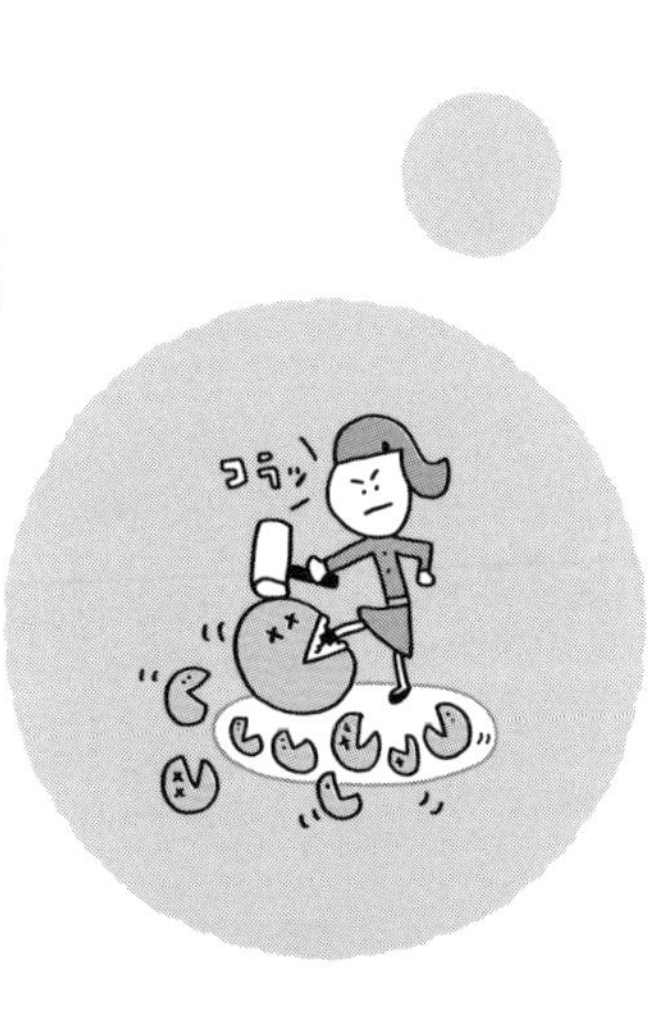

Part3

完治&再発予防に向けて 問題解決能力を高める8つのレッスン——49

問題の本質
「やだよね」のレベルが、なぜ他人と違うのかを考える——50

レッスン❶ 思考のクセ
状況への対処から、自分の思考のクセに気づく——52

レッスン① 解説
アウトプットすることで、自分の〝悪循環〟を理解する——54

レッスン❷ 問題解決への道
5つの枠組みで、自分の問題を解決していく——56

レッスン② 解説
解決に至るプロセスを頭に描けるようにする——58

レッスン❸ 問題の定義
問題を正しくとらえられると解決策は出しやすい——60

レッスン③ 解説
なりたい自分と現実とのギャップについて考える——62

レッスン❹ 目標の設定
どのような状態を手に入れたいか考える——64

レッスン④ 解説
なぜこの目標を達成したいのか。さらに思考を深めていく——66

レッスン❺ 解決策の創出
ゴールに向かう解決策をたくさん考える——68

レッスン⑤ 解説
自分の思考の枠からはみ出すことが大事——70

レッスン❻ 意思設定
メリット、デメリットを検討し、ポジティブな解決策を選ぶ——72

レッスン⑥ 解説
損失を回避することで、どうありたいかが明確になる——74

レッスン❼ 行動計画
SMARTゴール設定で再検討。行動計画を具体的に記す——76

レッスン⑦ 解説
いままで思いつかなかった解決策を意識的にとり入れる——78

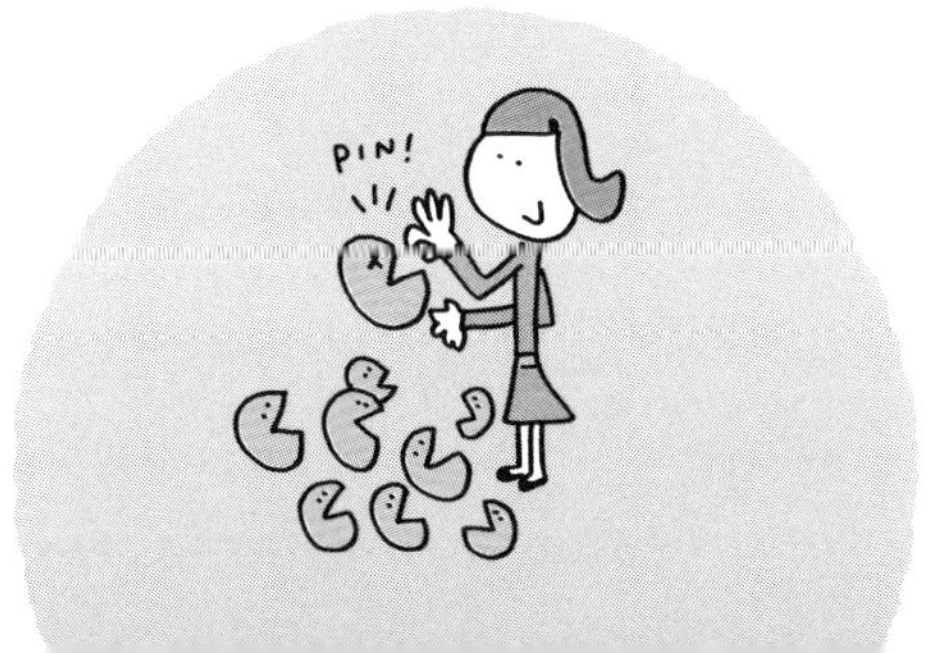

CONTENTS

レッスン❽ 実行・評価
期限を区切り実践し、よい影響、わるい影響を考える——80

レッスン❽ 解説
実践と評価をくり返すと「ラクでいられる自分」になれる——82

問題解決マップ——84

Doctor's VOICE
大病や家族間の問題で目標達成が難しいときは……——86

家族・周囲の人ができること
本人の苦しみに共感を示し、安心できる居場所を用意する——87

家族の理解
仕事、恋愛の失敗に対しては細心の注意が必要——88

家族のサポート❶
「つらかったね」と共感する。コーピングの技能不足を指摘しない——90

家族のサポート❷
本人の許可を得て、クリニックで見通しを聞く——92

職場の対応
人事部、産業医、主治医が連携。環境を整え、復帰の支援をする——94

参考資料——96

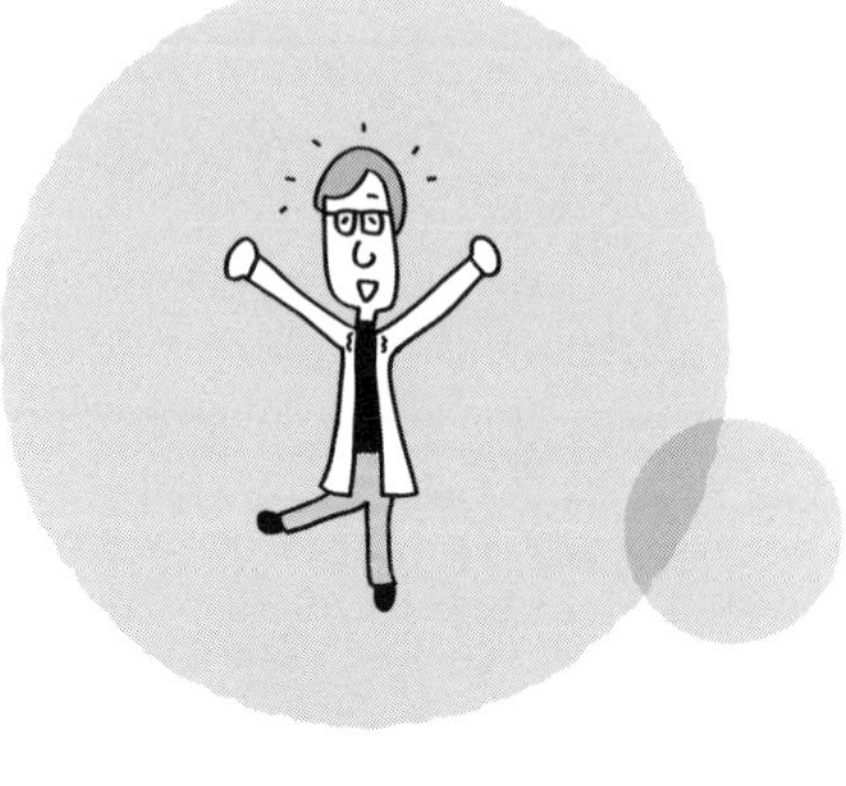

イラスト●タオカミカ
デザイン●酒井一恵

Part1

うつ病とはなにが違うの？

「適応障害」の
あらましを知る

「適応障害」は、
うつ病の軽いもののように思われがち。
しかし、何年も苦しみ、
自殺の危険もある病気なのです。
まず病気のあらましを
正しく理解しましょう。

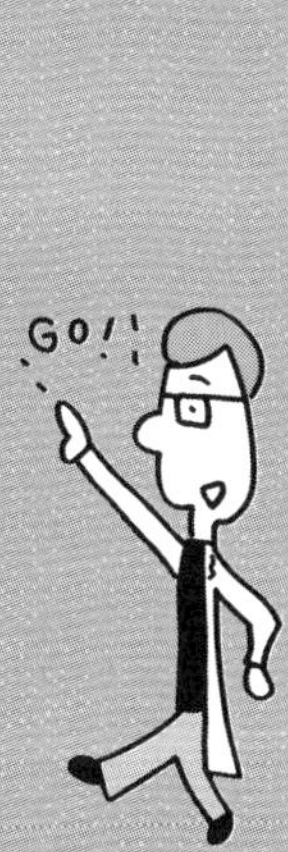

ストレス因子へのとらわれと、コーピングの失敗から起こる

ストレスで日常生活が送れなくなる

ストレスとは外部からの刺激で心身に負担がかかりゆがみが生じた状態です。人は誰しもストレスを引き起こす要素（ストレス因子）にさらされると心身に変化（ストレス反応）を感じます。ストレス因子に対して不釣り合いで過剰な反応を起こし、生活に支障が生じた状態が適応障害です。

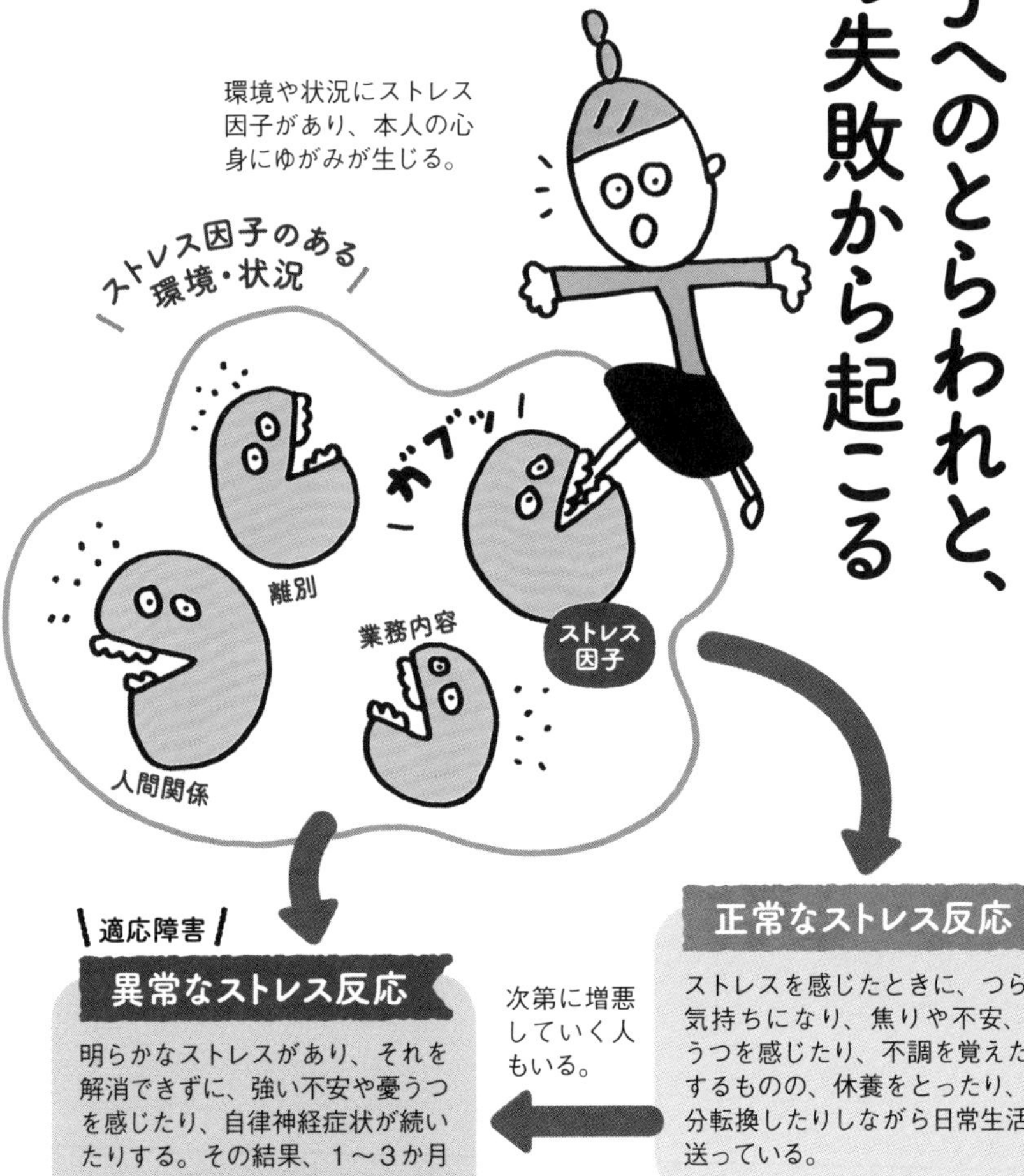
環境や状況にストレス因子があり、本人の心身にゆがみが生じる。
ストレス因子のある環境・状況
ガブッ
離別
人間関係
業務内容
ストレス因子

適応障害

異常なストレス反応

明らかなストレスがあり、それを解消できずに、強い不安や憂うつを感じたり、自律神経症状が続いたりする。その結果、1〜3か月以内に、健康的な日常生活が送れなくなってしまう。

次第に増悪していく人もいる。

正常なストレス反応

ストレスを感じたときに、つらい気持ちになり、焦りや不安、憂うつを感じたり、不調を覚えたりするものの、休養をとったり、気分転換したりしながら日常生活を送っている。

ふたつの条件が当てはまると適応障害

精神科医は国際的な診断基準を用い、診断を下します（P12・16）。

ストレス反応で生活に支障が生じる精神障害はたくさんありますが、最新の診断基準（ICD-11・P13）では、「ストレス因子へのとらわれ」と、それを解消するための「ストレスへの対処（ストレスコーピング）の失敗」によって生活に支障が出ているケースを「適応障害」だと定義づけています。症状も原因も多岐にわたりますが、この２条件が適応障害の本質です。

条件1

ストレス因子へのとらわれ

環境や状況が変わったことによって人間関係や業務内容、親しい人との離別、大病への罹患などの問題にとらわれ、過度に心配し、四六時中頭から離れなくなってしまう。

そのストレス因子がとり除かれると、通常6か月以内に症状は消える

ストレス因子自体がなくなれば、ストレス反応は起こらなくなるため、だいたい6か月以内につらい症状も消えていく。ただし、ストレス因子が消えなかったり、本人が別の病気を抱えていたりすると、症状は長引く。

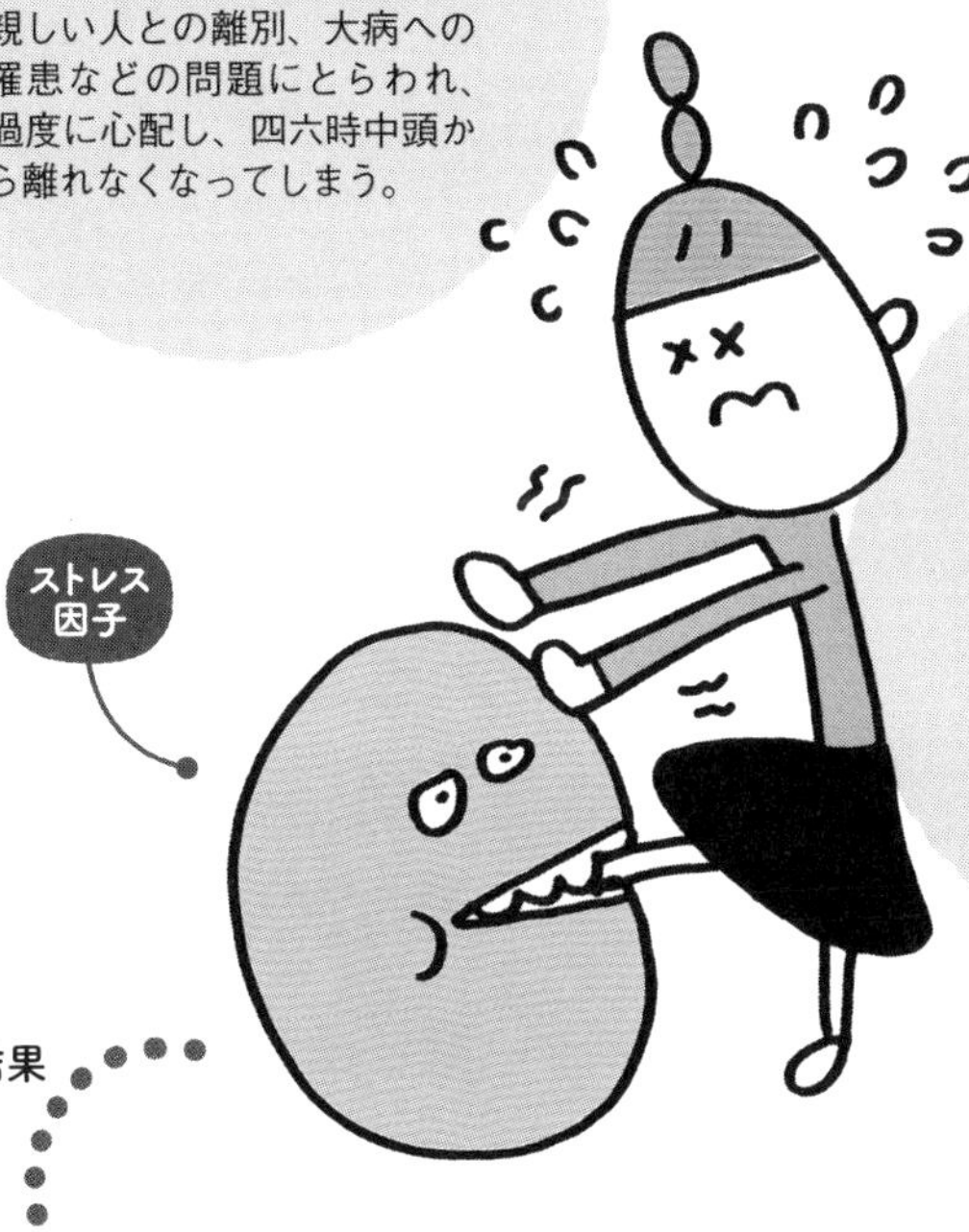

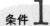

条件2

ストレスコーピングの失敗

日常生活に支障が起きるほどのストレスをもたらす問題を解決・解消できずにいる。ストレスコーピングの失敗から、環境や状況に適応できずに苦しんでいる。

その結果

日常生活への支障

不安から身体的不調、素行障害までさまざま

異常なストレス反応が起こる

適応障害の症状は、不安や憂うつ感、思考力低下、だるさなど多岐にわたります。危険運転や暴力など社会ルールを無視した素行障害、飲酒やひきこもり、自殺行為に及ぶことも。ただし、うつ病など他の病気の診断に当てはまる症状が強く現れている場合には、その病名が診断名として優先的に下されます。

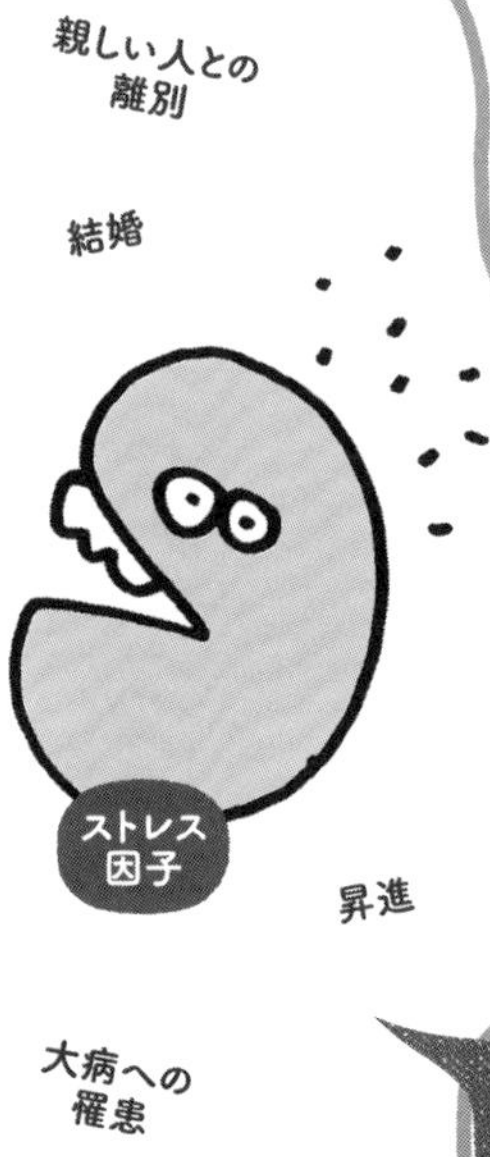
親しい人との離別
結婚
ストレス因子
昇進
大病への罹患

反応　憂うつな気分

☐ **絶望的で楽しくなくなる**

つらい、死にたいといった憂うつな気持ちに襲われる。楽しかったことを楽しめなくなる。

☐ **ものを考えられなくなる**

注意・集中力が低下し、まとまったことを考えられなくなり、判断がつかなくなる。

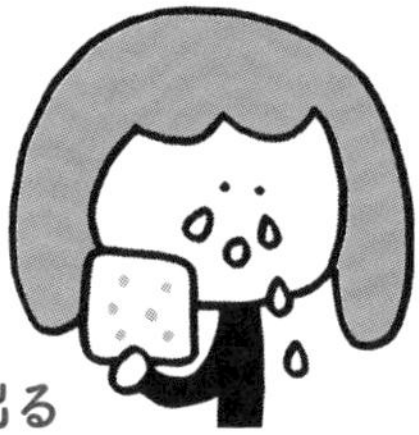

☐ **すぐ涙が出る**

涙もろくなり、なにもしていないのに涙がこぼれてしまう。感情を抑制できず、泣き叫んでしまうことも。

反応　不安な気分

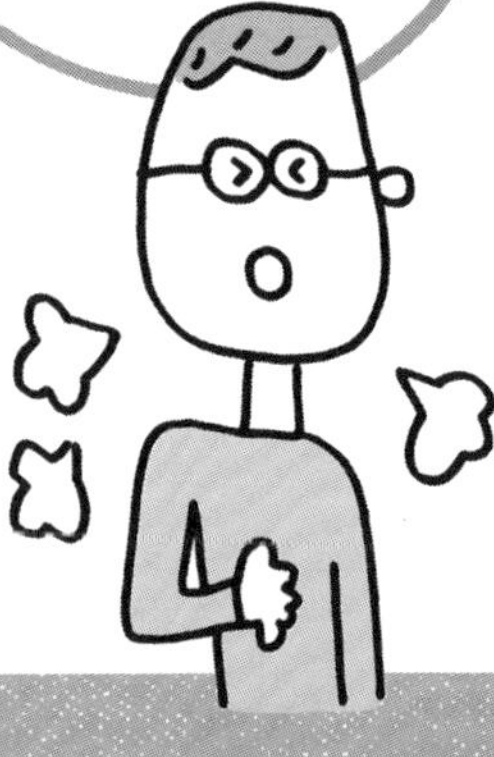

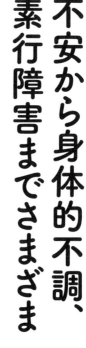

☐ **突然息苦しくなる**

強い不安を感じ、突然呼吸が苦しくなり、過呼吸を起こすことも。

☐ **いろいろなことが心配になる**

病気になるかも、地震が起こるかも、死んでしまうかも……と起きてもいないことが心配でしかたなくなる。

☐ **ささいなことが気になる**

五感が過敏になり、ちょっとした物音でも気になってイライラしたりする。

反応

反社会的行動

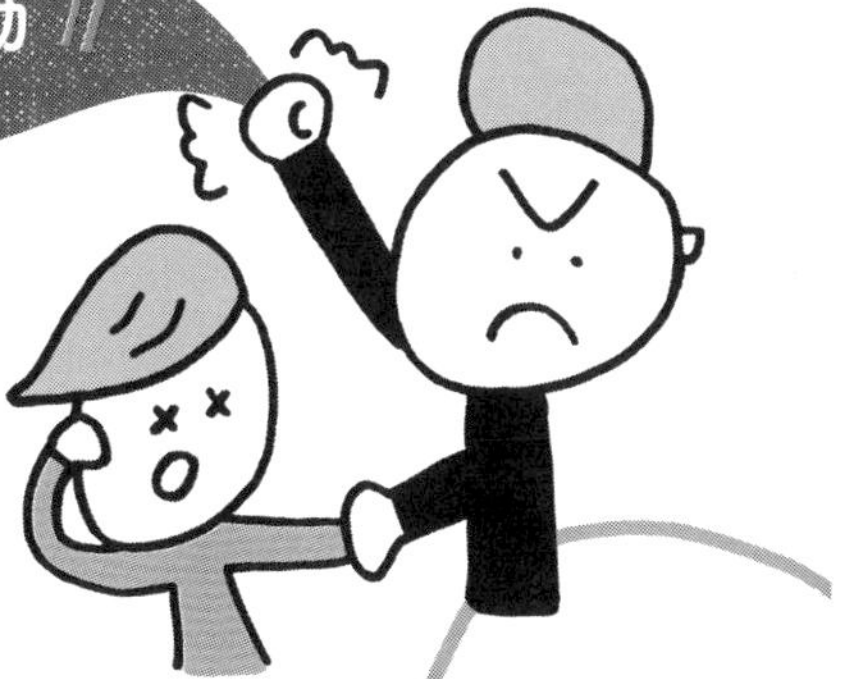

□暴力をふるう

感情がたかぶり、家族や友だちに暴力をふるったり、モノを破壊したりする。

□社会ルールを破る

自暴自棄になり、万引き、悪態、落書き、してはいけない状況での飲酒や喫煙など、素行がわるくなる。

□無断欠勤する

連絡せずに仕事や学校を休んでしまう。

反応

意欲減退

□応答できない・動けない

話しかけられても応答しない。しゃべれなくなったり、動けなくなったりする。

□部屋から出られなくなる

家、部屋から出てこられなくなる。外部とのリアルな人間関係を断ってしまう。

反応

自律神経症状

□頭痛や肩こりがひどい

頭痛や肩こりがひどく、疲労感がとれない。耳鳴りや吐き気などの自律神経症状が絶えない。

□眠れない

ベッドに入ってもなかなか眠れなかったり、早朝に目が覚めてしまったり。熟睡することができない。

ストレス因子のある環境・状況

人間関係

業務内容

受験の失敗

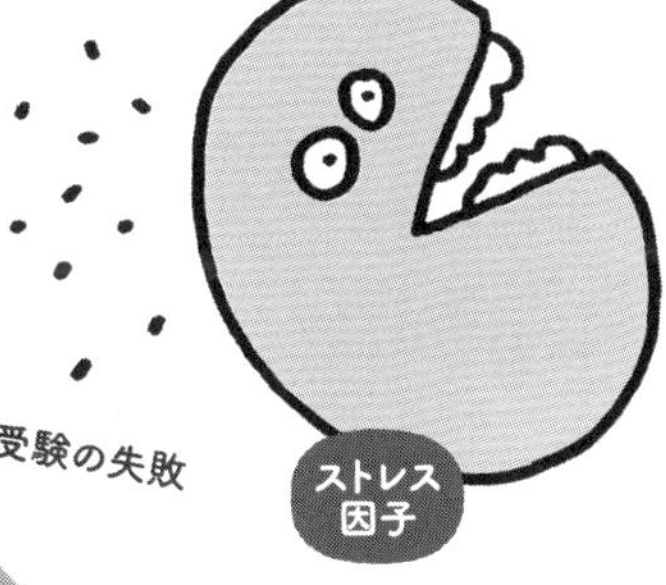

□食欲不振

食べたいという気持ちがなくなってしまう。おいしいと感じなくなる。

DSM-5（P12）では、適応障害は他の障害の診断基準を満たす症状が出そろわないものを指すことが多いです。

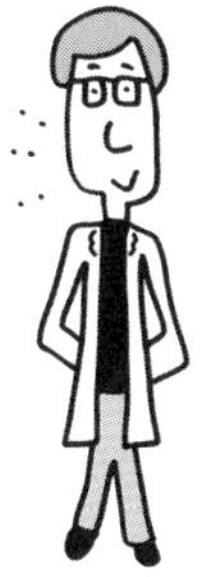

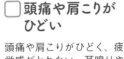

軽く見られる、誤解が多い……ふたつの基準が錯綜している

国際的な診断基準にそって診断が下る

精神科医が診断時に用いる国際的な診断基準には、アメリカ精神医学会のDSMとWHO（世界保健機関）のICDがあります。これらの基準は何年かおきに改定されます。最新の研究内容が反映されているのは2018年に出されたICD-11。ここには「ストレス因子へのとらわれ」と「ストレスコーピングの失敗」が適応障害だと定義されています。

＼ 幅はあるが、あいまいで複雑 ／

DSM-5の診断基準　2013年〜

A はっきりと識別できるストレス因子に反応して、感情的または行動的な症状が発症する。発症は、その因子から3か月以内であること。

B これらの症状や行動は、臨床的に重要であり、特徴的であり、以下のひとつ、または両方の証拠がある。

1）文脈的・文化的要因を考慮したうえで、ストレス要因の深刻さに比例しないほどの著しい苦痛がある。
2）社会的、職業的、またはその他の機能の領域において、著しい機能障害がある。

C その障害が、他の精神障害の診断基準を満たしておらず、既存の障害の増悪でもないこと。

他の障害の主症状より軽い症状である

D その症状は通常の死別反応を表すものではないこと。

E ストレス要因やその影響が解消された後、さらに6か月以上症状が続くことはない。

「6か月以内に症状は消失する」とされるが、実際には残るケースがある

※❺も同様。

「精神障害の診断と統計マニュアル（Diagnostic and Statistical Manual of Mental Disorders, DSM）第5版」（アメリカ精神医学会）より

DSM-5での診断が主流だが誤解を与えがち

ICD-11 は、DSM-5 よりも厳密で明快です。ところが臨床の現場では、あまり浸透していません（P16）。

DSM-5 では、適応障害は「他の精神障害の診断基準を満たさず、既存の障害の増悪でもないもの」とされ、ICD-11 の条件 1・2（下）は検討せず、「他の精神障害に当てはまらない程度のストレス反応を現すケース」を「適応障害」に分類しています。このため世間に「うつ病より軽症」「自殺の可能性は低い」「あいまいな病気」といった誤解を与えているのです。

2018年～

＼単純明快だが、実態をカバーしきれない／

ICD-11 の診断基準

1 はっきりと識別できる心理社会的ストレス因子が存在する。症状は、ストレス因子から 1 か月以内に出現する。

2 以下のうち少なくともひとつの形で、ストレス要因、またはその結果に関連するとらわれがある。

a）ストレス因子について過度に心配する。
b）ストレス因子についてくり返し苦しい考えが浮かぶ。
c）ストレス因子の意味について、絶えまなく反芻する。

3 個人的、家族的、社会的、教育的、職業的、またはその他の重要な機能領域に著しい障害をもたらすストレス要因への適応の失敗。

4 症状が他の精神または行動障害の診断を正当化するのにじゅうぶんな特異性または重要度をもたない。

5 ストレス要因が長く続かない限り、症状は通常 6 か月以内に消失することが多い。

条件1
ストレス因子へのとらわれが強く、頭から離れない

条件2
ストレスコーピングの失敗によって発症している

ICD-11では、症状の程度などは問われず、ふたつのことが当てはまると「適応障害」だと診断されます。ただしこの基準も、DSM-5同様にまだ実態とはずれているところが少なくないと思われます。

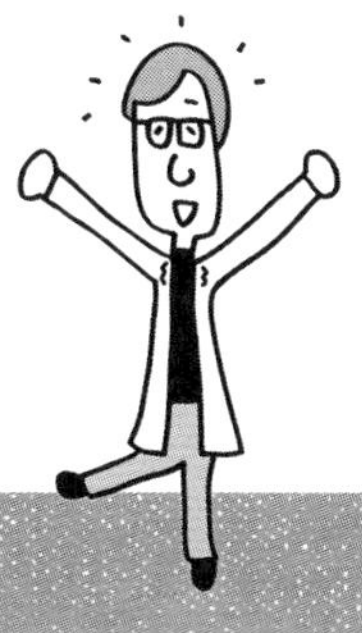

「国際疾病分類の第 11 回改訂版（ICD-11）」（世界保健機関）より

過剰適応で起こる「うつ病」、適応困難で起こる「適応障害」

うつ病ではストレス因子は問われない

適応障害ではうつ病と似た症状が出るため、うつ病に該当しない程度の「軽いうつ病」だと考えられがち。しかし、発症のしかたが異なります。うつ病では、ストレス因子の関与が特定できない場合が少なくありません。

一方、適応障害では、発症に関与したストレス因子が特定でき、診断の必須条件となっています。

case

異動で苦手な仕事に……適応困難になる

人事部から企画開発部への人事異動があったが、企画の仕事がいやでしかたなく、うまくいかない。将来への不安が強くなり、そのうち吐き気や頭痛が起こるようになっていった。

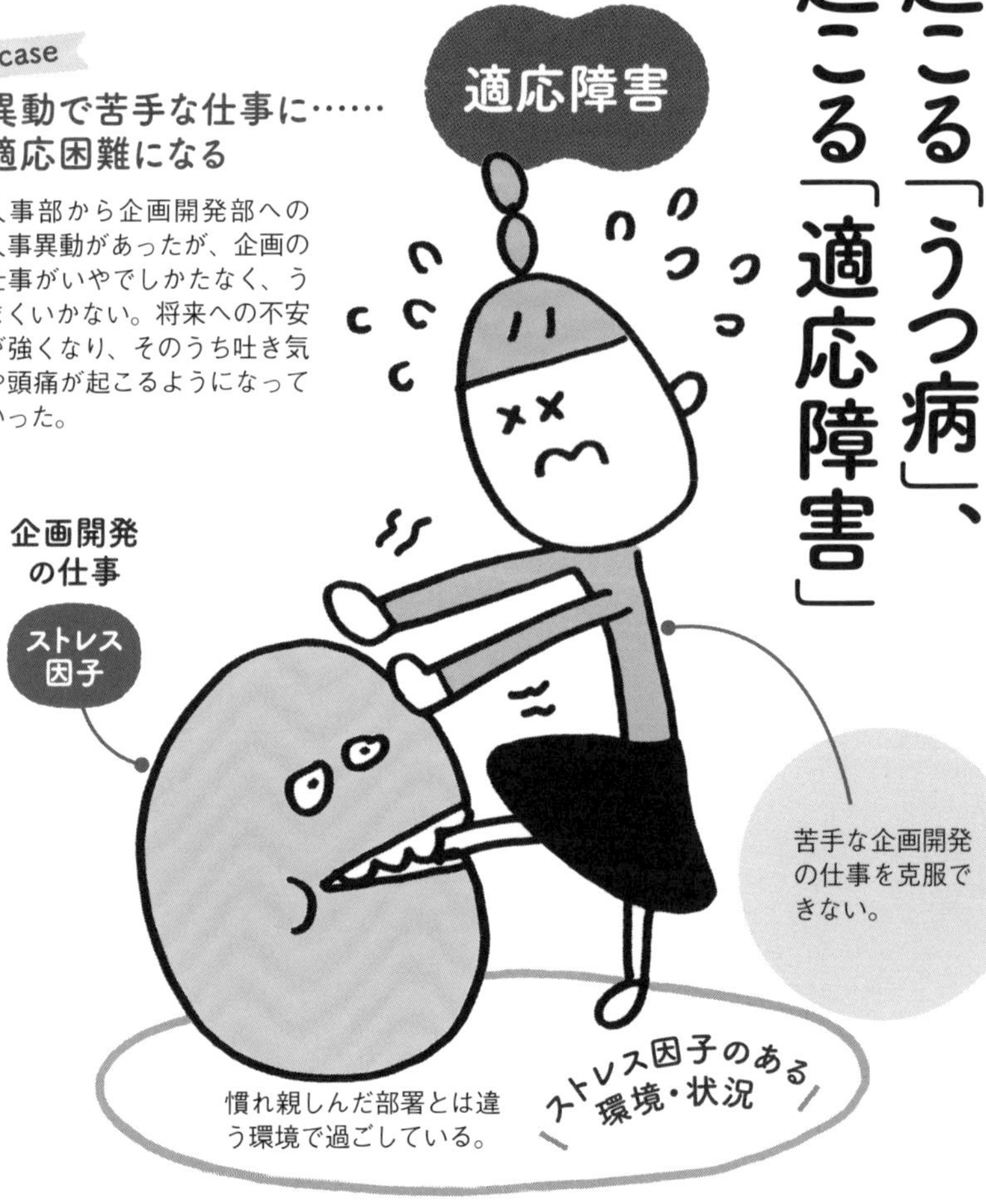
適応障害
企画開発の仕事
ストレス因子
苦手な企画開発の仕事を克服できない。
ストレス因子のある環境・状況
慣れ親しんだ部署とは違う環境で過ごしている。

適応しようとがんばりすぎてうつ病になる

神経伝達物質は脳内で情報処理を担っており、ある種の神経伝達物質が減少すると気分の落ち込みや意欲低下が生じます。これが誘因となりうつ病の症状が現れることがあります。

たとえば仕事熱心な人が「まだ大丈夫」と働きすぎたり、離婚や死別などの状況に「適応しなくては」とがんばりすぎたりすると脳に負担がかかり、ある種の神経伝達物質による神経の伝達が障害され、うつ病を発症すると考えられています。

うつ病

case

仕事も子育ても、とがんばる！過剰適応が負担に……

結婚し、子どもが誕生。仕事も子育ても両立させようと決意。もっと収入を増やさなければと、これまで以上に仕事を詰め込むようになった。まだやれる、大丈夫、とがんばりすぎて休養がとれなくなり、すべてをおっくうに感じ、ある日突然起き上がれなくなった。

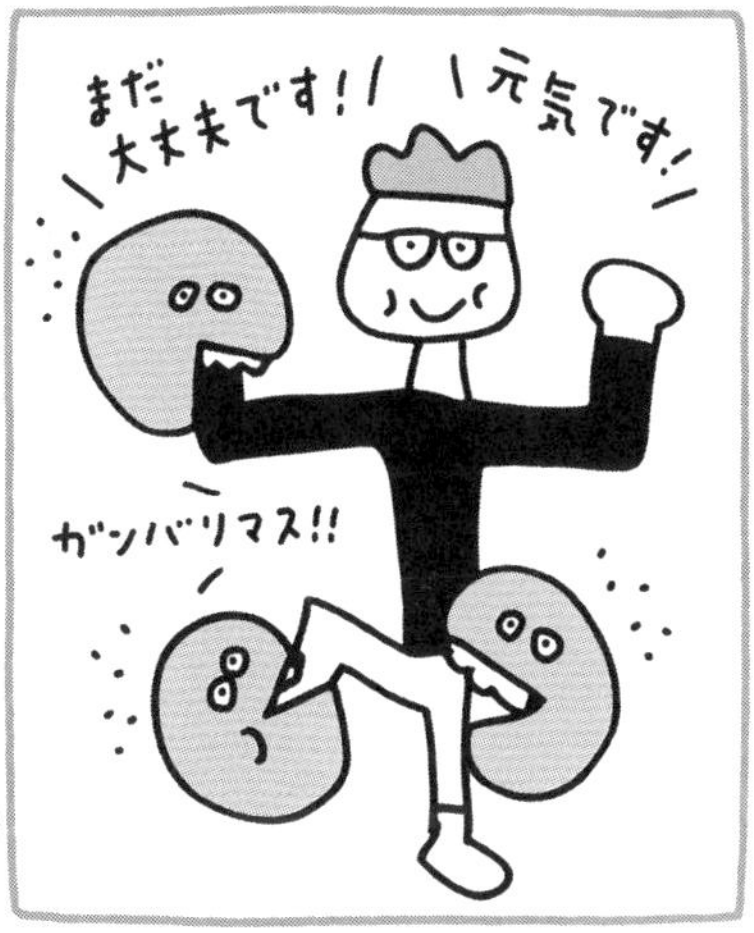
まだ大丈夫です!!
元気です!
ガンバリマス!!

無理な状況に過剰に適応しようとする。ストレス因子があっても気づかなかったり、無視したりして、がんばりすぎてしまう。

脳に負荷がかかり、脳内のある種の神経伝達物質の放出量が減ってしまい、強い抑うつ、不安が襲い、半月近く改善しない。ストレスコーピングのスキルがあってもなくても発症する。

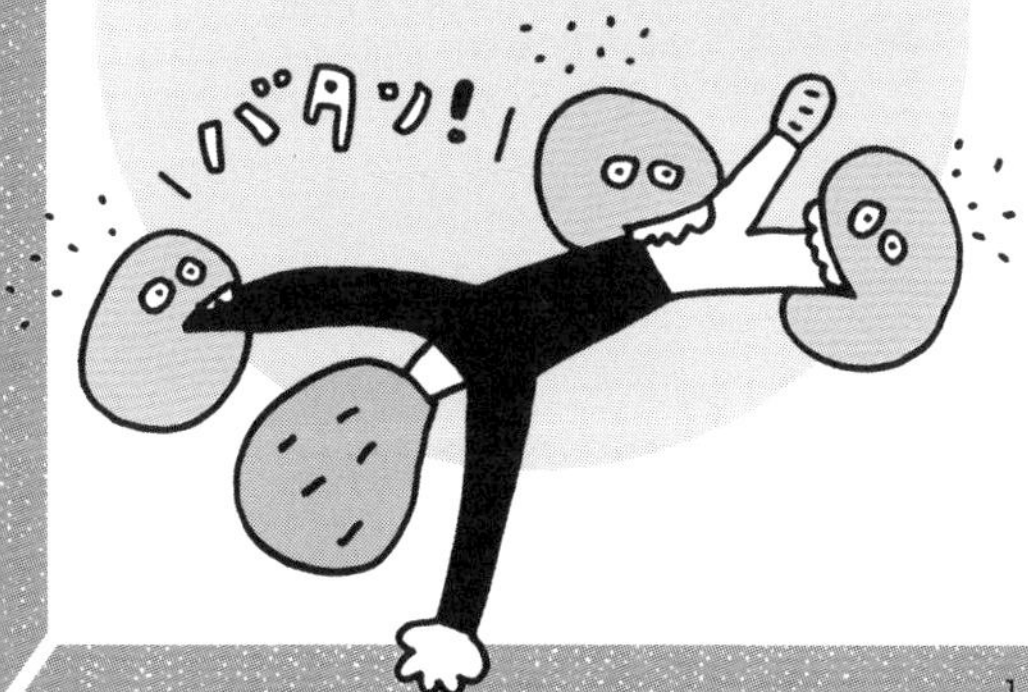
バタッ!

ストレス因子がなくても発症することもある

はっきりしたストレス因子がなく、前ぶれがなくても、神経伝達物質が減少してうつ病を発症することもある。

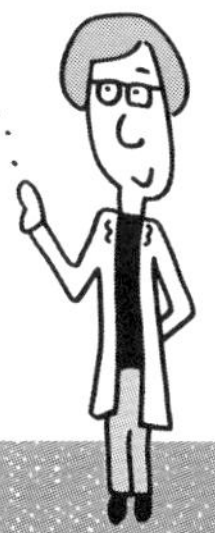
適応障害は不安が強く、
うつ病は抑うつが強く出る
傾向があります。

国際基準で診断。実際の病状と当てはまらない点が多い

精神科医は、患者さんの症状を国際診断基準の一定の条件を満たしているかどうかに基づき診断します。客観的指標を用いた操作的診断です。診断基準にはＷＨＯによるＩＣＤやアメリカ精神医学会によるＤＳＭが使われます。

アメリカ精神医学会が操作的診断基準を導入したのは１９８０年、ＤＳＭ-Ⅲ以降です。それまで医師の主観に頼りがちだった精神疾患の診断に客観的指標ができ、医師による診断のばらつきが抑えられるようになりました。

「はっきり診断がつかない症状の診断名」だった

現在適応障害の診断に用いられている基準には、ＤＳＭ-５とほぼ同内容のＩＣＤ-10（ＷＨＯの旧基準）、そしてＩＣＤ-11があります。

ＤＳＭ-５では、適応障害は「ストレス因子にさらされて３か月以内

操作的診断はあくまでガイドライン

操作的診断基準が生まれ、診断の信頼性が高まり、研究成果を比較し、効率よく治療の改善をはかれるようになりました。有効な社会制度や社会資源を創設し、それらの普及を促進できるようにもなりました。

DSM、ICDは客観的指標として機能しています。

ただ、これらの基準はあくまでガイドライン。適応障害でいえば、個々の患者さんの病因や症状を理解し、ストレスコーピングという本質的問題に向き合うことが大切なのは言うまでもありません。

に生ずる精神障害」で「全般性不安障害やうつ病など他の精神障害の診断基準を満たさないもの」と規定されています。他の障害の主症状に明らかに当てはまるときには、そちらの診断名が優先されます。

このため適応障害は、比較的軽症で他の診断に当てはまらない症状の「ゴミ箱診断的なカテゴリー」となっています。はっきりと疾患名を特定しづらいとき、適応障害の診断を下されているのが実情です。

また、「ストレス要因消失後６か月以内に症状が消える」「長引く場合は別の診断が必要」とされています。けれども実際には、６か月以降に増悪したり、一年以上症状が残ったりしていても別の診断基準は満たさないケースも見られます。ＤＳＭ-５がうまく適用できない実態も報告されているのです。

いまだ研究途上で、今後も基準は変わっていく

こうした状況に対して２０１８年に作成されたのが、ＷＨＯのＩＣＤ-11の新基準です。

ＩＣＤ-11はＤＳＭ-５に比べ明快で「ストレス因子へのとらわれ」と「ストレスコーピングの失敗」というふたつの条件が規定されています。「典型的にはストレス要因消失後６か月以内に症状が消えるが、そうで

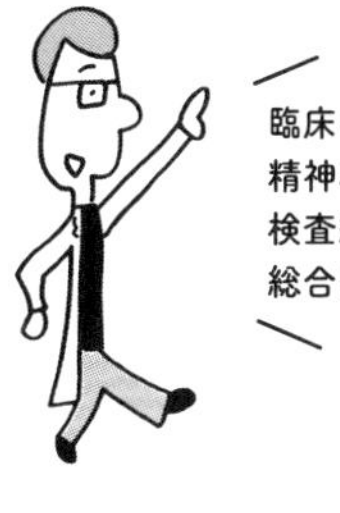

臨床の現場では、診断基準はあくまで参考。
精神科医は患者さんのこれまでのエピソードや、
検査結果をもとに、
総合的に診察し、診断を下しています。

ないもの もある」など、データを踏まえた過去の基準の修正も行われています。

ＩＣＤ-11の登場により、あいまいだったそれ以前の基準の問題点が浮き彫りになり、適応障害の研究は加速しました。今後はＩＣＤ-11、ＤＳＭ-５それぞれの長所を残し、短所を補った新たな基準が生まれると考えられています。

適応障害と診断されると、医師側も患者さん側も「社会に適応できない未熟でわがままな人間」というイメージを抱きやすいのですが、この病気の本質はそんなところにはありません。

適応障害の本質は、ストレス因子へのとらわれとコーピングの失敗です。診断を受けたら、この2点に絞って考えることが大切です。

まず、いまの環境が自分にとって受け入れがたい理由を考え、ストレス因子を明確にします。さらに、なぜその問題を解決できないのか、ストレスコーピングがうまく行かない理由や、うまく対処するための方法を考えていきます。

この2点をクリアにすることが、ストレス対処への糸口になります。ストレス因子が消失するか、ストレスへの対処技能が向上すれば、多くの場合、適応障害の症状は改善していくと思われます。

【適応障害：現在の状況と将来の方向性】

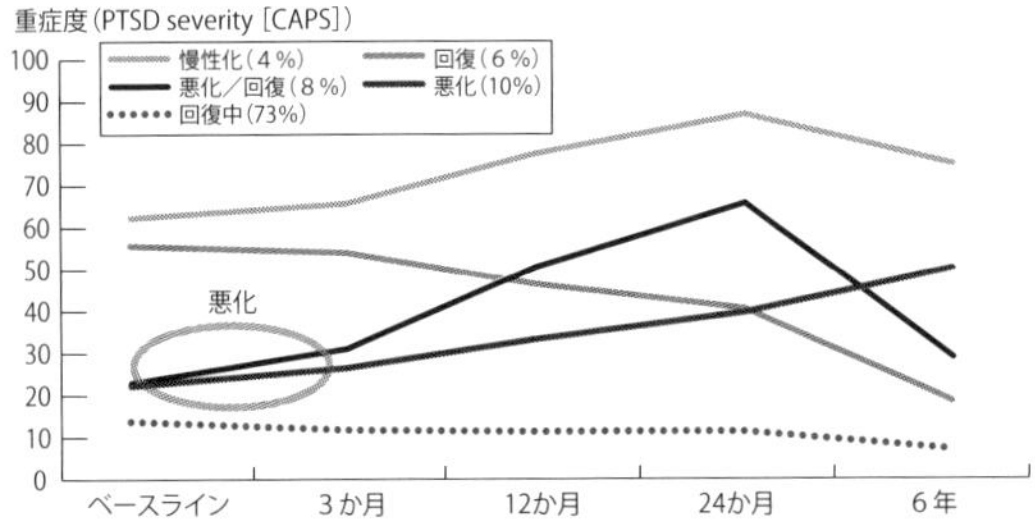

重症度（PTSD severity［CAPS］）
100
90
80
70
60
50
40
30
20
10
0
慢性化（4％）
回復（6％）
悪化／回復（8％）
悪化（10％）
回復中（73％）
悪化
ベースライン
3か月
12か月
24か月
6年

「Adjustment Disorder: Current Developments and Future Directions」（Int J Environ Res Public Health. 2019 Jul; 16(14): 2537. Published online 2019 Jul 16. doi: 10.3390/ijerph16142537）

ストレス因子の消失から6か月を過ぎても悪化するケースがある

PTSD 臨床診断面接尺度（CAPS）を使った適応障害の重症度の変化のグラフでは、徐々に増悪化していく一群が存在する。

適応障害との鑑別が必要なおもな病気・症状

うつ病で、
妄想や躁などをともなわない

単一エピソードのうつ病

強い抑うつ、または興味や喜びの喪失が2週間以上続く。妄想や幻覚などの統合失調症様の症状や、気分が高揚する躁病エピソードなどをともなわない。

短期で治るうつ病を
何度もぶり返す

反復性うつ病

3～12か月程度持続するうつ病を何度もくり返す。治っている期間に症状は見られないが、ふたたび脳内神経物質の量が減り、抑うつ状態におちいる。

過剰な不安と心配から
身体に異変が現れる

全般性不安障害

日常のさまざまなことに不安と心配を抱き、イライラする。体がふるえたり、筋肉がこわばったり、発汗、めまい、動悸などの自律神経症状が生じることも。

他人や動物、所有物を
攻撃・破壊する

素行障害

小児または青年が他人や動物に対して攻撃的な行動をとる。また所有物を破壊したり、盗みや詐欺などを行ったり、慢性的な反社会行動が見られる。

悪事を犯しても、
罪悪感を一切もつことがない

反社会性パーソナリティ障害

社会ルールを破り、他人の権利を侵害しても罪悪感をもたない。15歳以前に素行障害が見られ、家族に暴力をふるう可能性も。自信過剰で短絡的に行動する。

愛着のある人と
離れる恐怖が強い

分離不安障害

愛着を感じる人との別れや別れの予想に強い苦痛や不安、拒絶感を覚える。小児にも成人にも見られる。症状は18歳以下で4週間、成人で6か月以上続く。

仕事のしすぎなどで
疲弊しきって起こる

燃えつき症候群

長時間の過重労働で緊張が続く、対人専門職の人に起こりやすい。注意・集中力を失い、心身が極度の疲労状態に。無気力、不眠、悲嘆などを感じる。

PTSDに満たない期間の
強いストレス反応

急性ストレス反応

自然災害や事故、暴行、死を意識するような心的外傷（PTSD）的できごとに接してから4週間以内に強いストレス反応が起こり、2日～4週間以内に消失。

愛する人の喪失による
強い苦痛で生活が送れない

遷延性《せんえんせい》悲嘆障害

愛する人を失ったときに起こる悲嘆反応で、離別による強い苦痛、空虚感、楽しみや喜びの喪失を6か月以上連続して感じ、日常生活が送れなくなる。

大切な人を亡くしたときに
起こる自然な反応

単純な死別反応

故人を強く求め、悲しみでいっぱいになり苦痛を感じる。故人にゆかりのある場所を避けたり、後を追って死にたいと考えたり、孤独感を覚えたりする。

●ICD-11が浸透しないのはなぜ？

ICD-11は、最新データに基づいているにもかかわらず世界的にもまだ浸透していません。ICDはWHO加盟国の健康調査の際に基準として用いることが義務化されています。この発効が2022年1月から。

加えて、公式の出版物がなく、ウェブ上での英語テキストの閲覧のみ。各国の翻訳の遅れも影響しています。

不健康な状態での発症

身体的、精神的な疾患により、適応障害が起こることもある

適応障害の患者さんのなかには、身体的・精神的疾患に罹患した後で適応障害を発症し、病気が併存するケースも少なくありません。

病気によって環境にストレス因子が増えていく

大病を患ったり、精神障害を患ったりすれば、いままで普通にできていたことが困難になります。うまくいかないことが増えれば、いまいる環境に不安や焦りを感じたりして、ストレス反応は出やすくなります。

こうして出てきたストレス反応が、他の精神障害の診断基準を満たさない場合、適応障害の診断が下されます。

また、がんなどを患い、診断を告げられた場面が、何度も頭のなかをよぎり離れなくなったり、必ず死ぬと思い込み、転移し死んでいく自分の姿を想像し、それにとらわれ、落ち込み、イライラ感を強め、すさんだ生活を送ったりしている場合なども当てはまります。

有病率は2～8％で独身女性のリスクが高い

DSM-5（P12）では、適応障害はストレスの始まりから３か月以内に症状が現れることが診断要件になっています。比較的ありふれた障害で、一般人口における有病率は２～８％です。男女比は１対２で女性に多く、とりわけ独身女性のリスクが高いことがわかっています。

また、内科や外科などから精神科に紹介される患者さんのうち、50％近くが適応障害であるという報告もあります。

そもそも健康な人は、コーピングスキルも健全に働き、上手にストレスとつき合えます。周囲を見渡し、うまく問題に対処し、ストレスを解消しているモデルがあることに気づけます。そうした例を参照しながら自分の問題に対処する術を得ていくことができるのです。

一方で、私たちは不健康なときに、どうすればストレスをためずにうまくやっていけるかということを学習していません。苦痛や不安に直面していることを考えると、適応障害が生じやすいのも理解できます。

なかでも、がんを患っている人では、死の恐怖にもさらされるために、それがストレス因子になり、適応障害を起こしやすくなります。

別の精神障害があると再発しやすい

他の精神障害の診断基準を満たす場合にはそちらの病名が優先されますが、カルテに「適応障害併存」と記されることもあります。

たとえばうつ病でも、似通った環境に入ると必ず悪化するなら、適応障害併存と記されます。

併存する病気には、双極性障害や境界性パーソナリティ障害などがあります。これらが併存していると、一時的に環境調整しても適応障害が再発しやすくなります（Ｐａｒｔ２）。

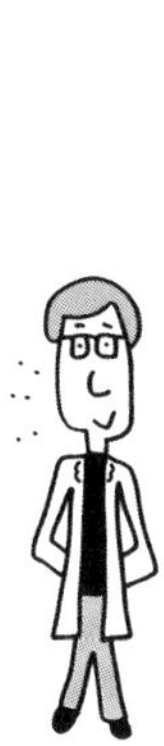
本人ももともとの精神障害に気づかず
大人になっているケースも。
適応障害の裏になにか隠れていないか
慎重に見ていくことも医師の役割なんです。

健康な状態での発症

劣悪な環境、またはコーピングの技能不足で起こることも多い

身体的・精神的疾患が見られない人が適応障害を発症した場合には、環境と本人の対処技能のミスマッチに大きな原因があると考えられます。現在自分が置かれた環境を見直し、自分にとってのストレス因子を特定することから始めてください。

「劣悪な環境・状況」で起こっていないかをふり返る

たとえば職場の部署や人間関係が変わったり、自分に合わない業務を任されて悩んだりしていないでしょうか。

近年増加しているのは、職場でパワハラやセクハラ、仲間はずれなどの「職場いじめ」に悩むケースです。いじめというと直接的な暴力や暴言を思い浮かべがちですが、能力や適性に合わない仕事を押しつけられたり、小さなミスを必要以上に厳しく叱責されたり、休日出勤を強要されたりするなどの行為も該当します。劣悪な環境・状況にいるなら努力

職場の紛争は「いじめ・いやがらせ」がトップ

厚生労働省によると、個別労働紛争の相談でもっとも多いのは職場の「いじめ・いやがらせ」で、ここ10年で2倍以上に増加しています(左)。

増加の一因には、パワハラやセクハラに対する意識の高まりがあります。被害者が不当な扱いに気づき、より多くの人が相談窓口を訪れるようになっているためです。とはいえ、「自分さえがまんすれば」と、耐えている人も多いと見られ、相談者は氷山の一角と考えられています。

して適応する必要は必ずしもありません。環境を変えてストレス因子をとり除くか、別の環境に移るという選択肢も考えましょう。

自分自身を見つめることでコーピングスキルは伸ばせる

一方、同じ環境でもなんとなくうまくやり過ごし、適応障害にならず過ごしている人がいるのも事実です。

その違いが適応障害の本質であるコーピングスキルの差です。

世のなかには、もともとコーピングスキルが高くストレスと上手につき合える人もいれば、ちょっとしたストレスでダメージを受けてしまう人もいます。でも、ストレスに弱いと諦めることはありません。

環境に適した対応がうまくできなかったことを受け止め、思考の枠組みのズレから生じている問題を見つめ直すことができれば、コーピングスキルを高めていくこともできます。

これが適応障害を乗り越えるためにもっとも大事なプロセスのひとつです。このプロセスがないと、どんなに環境を変えたり薬を服用したりしても、同じことがくり返される恐れがあります。

こうしてみると適応障害は自らの心理的な弱点に気づかせ、適応能力を成長させてくれる心のシグナルと考えることもできます。

【民事上の個別労働紛争相談・申出内容別の件数推移（10年間）】

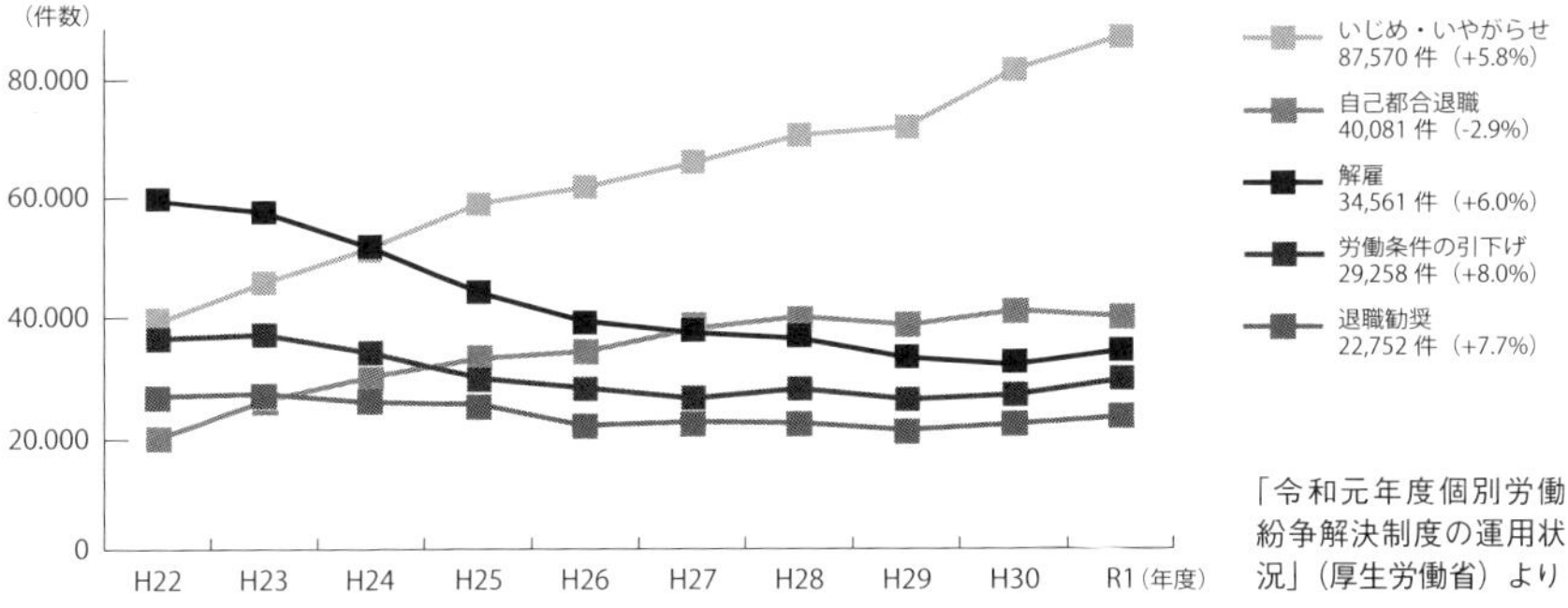
（件数）
80.000
60.000
40.000
20.000
0
H22
H23
H24
H25
H26
H27
H28
H29
H30
R1（年度）
いじめ・いやがらせ
87,570 件（+5.8%）
自己都合退職
40,081 件（-2.9%）
解雇
34,561 件（+6.0%）
労働条件の引下げ
29,258 件（+8.0%）
退職勧奨
22,752 件（+7.7%）

「令和元年度個別労働紛争解決制度の運用状況」（厚生労働省）より

自殺の危険

自殺率は高い。けっして軽く見てはいけない

一般に適応障害は、うつ病の診断基準を満たさない軽い病気と見られがちです。しかし実際にはうつ病と同じように自殺率が高く、うつ病を併存していなくても細心の注意が必要です。

自殺率は別の障害をともなうとさらに高まる

ある報告[*1]では、適応障害と診断されている入院患者の65％に自殺企図の記録があり、95％が入院中に自殺を考えていたとされています。

また同報告によれば、入院患者の67％に境界性パーソナリティ障害（P38）または反社会性パーソナリティ障害の併存が認められていたとされています。

こうしたことから、適応障害の患者さんが別の障害を併存している場合には、とくに自殺企図の危険性が高まると推測されます。

また、2006年に発表された論文[*2]によると、双極性障害と診断され

【適応障害とうつ病のエピソードにおける自殺行動】

	自殺行動	自殺念慮	受動的 自殺願望	自殺念慮も 願望もないもの
適応障害	9.8%	9.8%	32.1%	49.1%
うつ病	12%	12.6%	40.6%	34.9%

うつ病と比べても、適応障害がとくに自殺行動や自殺念慮の割合が低いわけではないことがわかる。

「Suicidal behaviours in adjustment disorder and depressive episode」Casey Patricia; Jabbar Faraz; O'Leary Eamonn; Doherty Anne M Journal of Affective Disorders in adjustment disorders, 174,441-446. Elsevier Dec.10th 2014

た患者さんの１年間の自殺率は約１％です。世界の人口の１年間の自殺率はおよそ０・０１５％ですから、双極性障害の自殺リスクは、そのおよそ60倍にも上るわけです。

このため、双極性障害の患者さんが適応障害を併存しているケースでも、当然自殺リスクが高まると考えるべきでしょう。

若者の恋愛や職業上の失敗、中高年の仕事の失敗が危険

適応障害の患者さんが自殺企図や自殺行動に及ぶパターンは、発症した年代によって特徴が分かれます。

たとえば若い人の場合、失恋や恋愛のトラブル、職業上の失敗などで急激に落ち込んで発症するパターンが多く、突然自殺行動に及ぶ危険があります。

中高年の場合も、仕事の失敗や職場の対人関係の問題、人事に対する不満のほか、家庭内のトラブルや離婚などが発症に関与することが多いようです。少しずつ悩みを深め、追い詰められていくうちに自殺の危険が高まっていきます。

精神科の医師でも適応障害の自殺リスクを軽視する人は少なくないのですが、周囲は注意する必要があります（Ｐａｒｔ４）。

*1 Kryzhanovskaya L, Canterbury R. Suicidal behavior in patients with adjustment disorders. Crisis. 2001;22(3): 125-31. doi: 10.1027//0227-5910.22.3.125. PMID: 11831599.

*2 Baldessarini RJ, Pompili M, Tondo L. Suicide in bipolar disorder: Risks and management. CNS Spectr. 2006 Jun;11(6):465-71. doi: 10.1017/s1092852900014681. PMID: 16816785.

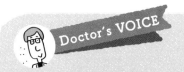

Doctor's VOICE

時代の変化、世代の変化で適応障害が増加する

社会全体でストレス耐性が低下している

適応障害増加の背景には、時代の変化による影響も見逃せません。

かつての日本社会では、若者は仕事についてもいまほど大切に扱われず、「背中から学べ」「技は盗め」と突き放されていました。できなければ怒鳴りつけられて当然でした。そうやって人は打たれ強くなり、成長していくものだと考えられていたからです。

ところがこうした文化は、現代では否定されるようになりました。時代とともに、人権意識が醸成され、暴力、差別、ハラスメントなどを排除する社会へと成長しています。暴力に敏感になることで、本来耐えなくてもいい問題に苦しむことが減ったのは喜ばしいことです。

その一方で、ストレス耐性が低下していることも事実です。これが現代人のコーピングスキルの未熟さにつながり、適応障害増加の一因となっています。

患者数の増加とともに研究が進んでいる

また、精神科の敷居が低くなったことも影響しています。以前は精神科への偏見もあり受診を控える人がいましたが、近年は症状が軽いうちに受診することで、適応障害と診断される人が増えたのです。

患者数の増加とともに適応障害の研究は進んでいます。診断基準はまだ混乱していますが、患者さんに求められるのは、「自分が受け入れられない環境にいること」「それに対するコーピングがうまくいかないこと」という2点の認識です。それが治療のスタートラインになります。

Part2

半年で治る?

正しい受診と治療で完治までの期間を短くする

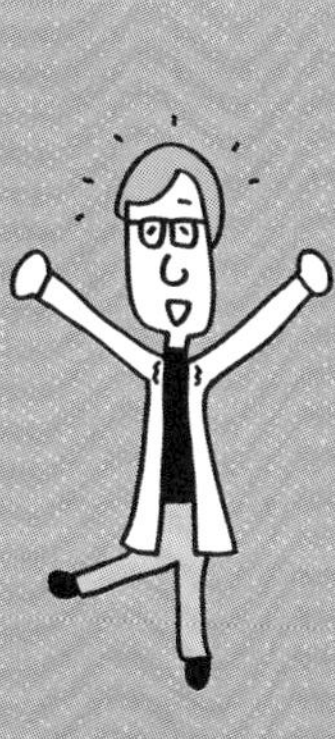

適応障害の症状は、
ストレス因子がとり除かれれば、
半年で消えるといわれますが、
なかには何年も長引く人がいます。
最短の期間で社会復帰するには、
自分の抱えている問題を直視し、
前向きに治療にとり組む必要があります。

重症度や病識のもち方で、治療の内容は変化する

治療法は確立していないが、放置はダメ

じつは適応障害の治療で、医学的に裏づけのあるものはほとんどありません。しかし、つらい症状をほうっておくことはできません。医師は重症度や併存する病気を見極め、個々の患者さんに合わせて最適な方法を探ります。基本的には精神療法が中心ですが、補完的に薬物療法も用いられます。

4つの視点で治療方針を立てる

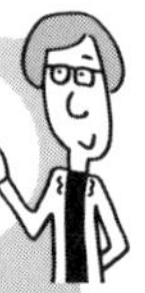

1 緊急対応が必要かどうか？

《本人や周囲の人に生命の危険がある》

- 「死にたい」などと自殺をほのめかす言動が見られる →
- 家族やまわりの人に暴力をふるうことがある →

入院

精神保健福祉法により、自分や他人を傷つける恐れがあると、精神保健指定医（2名）に判断された場合は、都道府県知事の権限で措置入院となる。➡P31

- 置かれている環境・状況が劣悪である →

休職・休学

ストレス因子がある環境・状況が変えられず、そのままそこに身を置くことで悪化の危険があるときには、休職・休学して治療に臨む。➡P45

《本人や周囲の人に生命の危険は少ない》

- 家から通える状態である →

通院

最初は週1回程度の頻度で通院しながら治療を行う。回復とともに、受診のタームを延ばしていく。➡P40

❷ 心身のストレス反応で日常生活が送れないほど？

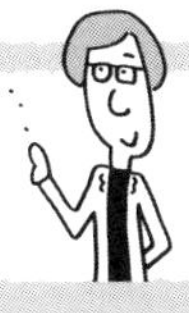

- ひとまず対症的に症状を和らげる →

薬物療法

症状を和らげるために薬を使う。原因そのものに対する薬はなく、あくまで対症療法として用いる。➡P42

- 環境を見直し、改善のベースをつくる →

環境調整

部署異動など環境を変えることでストレス因子をとり除く。環境を改善しておくと治療の効率もよくなる。➡P44

❸ 原因はなにかを探り、完治を目指すには？

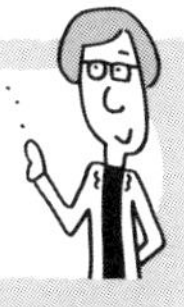

- 病気を正しく認知し、行動を変えていく →

精神療法

精神科医や臨床心理士などの指導のもとで精神療法を行う。さまざまな精神療法のうちで有効性が高いのは「問題解決療法」。➡P46

❹ 隠れている病気の有無は？

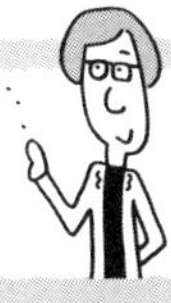

- 併存する病名を特定し、同時に治療を行う →

併存病の治療

がんなどの身体的な疾患のほか、とくに精神障害の併存については、それ自体がストレス因子となるため、同時に治療をしていく必要がある。➡P32〜39

4段階に分かれ、重症度が高いほど家族の支援が必要

自分で気づける人と気づけない人がいる

適応障害では、自分のストレス因子とストレス対処（コーピング）の失敗の理由に気づいていれば、比較的早期に改善します。

逆にストレス因子を認めなかったり、コーピングの問題に気づけなかったりするとなかなか治りません。環境を変え、薬物療法を行い、精神療法を用いて自己理解を深めていきます。

軽

1〜2回の治療で改善していく

特徴

- □薬を用いれば、症状はおさまっていく。
- □受診後すぐにストレス因子とコーピングの失敗を自覚できる。
- □コーピングの方法を考え、それを実行に移していける。

半年程度かけて改善していく人

特徴

- □薬を用いれば、症状はおさまっていく。
- □ストレスのある環境から離れることができる。
- □受診から1〜2か月で、ストレス因子とコーピングの失敗を自覚できるようになる。
- □精神療法を受けるなかで、コーピングの方法を考え、実行に移していける。

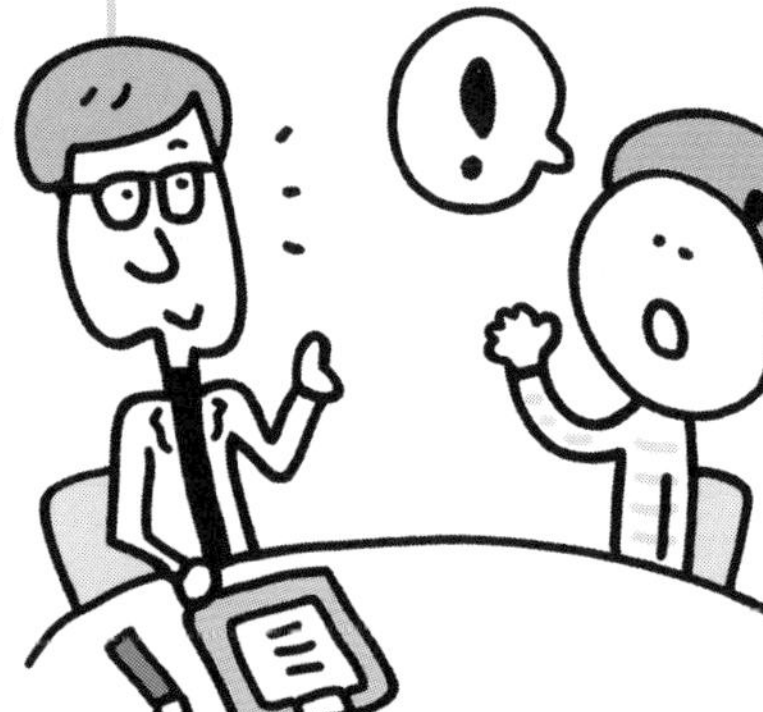

治療中のカウンセリングを通じて、自分のストレス因子を理解し、対処策を実行していける。

併存する病気によっては家族の助けが必要

適応障害に他の精神障害が併存していると、治療は一筋縄ではいきません。うつ病が併存していると否認が強く、問題を指摘されても認めようとしません。双極性障害、発達障害、パーソナリティ障害もそれぞれの特性から治療を長引かせます。

通常なら、ストレス因子をとり除けば治療開始から半年で回復する病気ですが、改善の兆しが見られず不安なときは、見通しを医師に相談します。家族も加わり、協力態勢をつくると効果的です。

重　　重症度

自殺の危険がある人

特徴

- □「死にたい」という言葉が出てくる。
- □遺書を書いたり、身辺整理をしたり、自殺企図の行動が見られる。
- □アルコールや睡眠導入剤などを摂取している様子がある。
- □不注意によって起こる事故やケガが続いている。

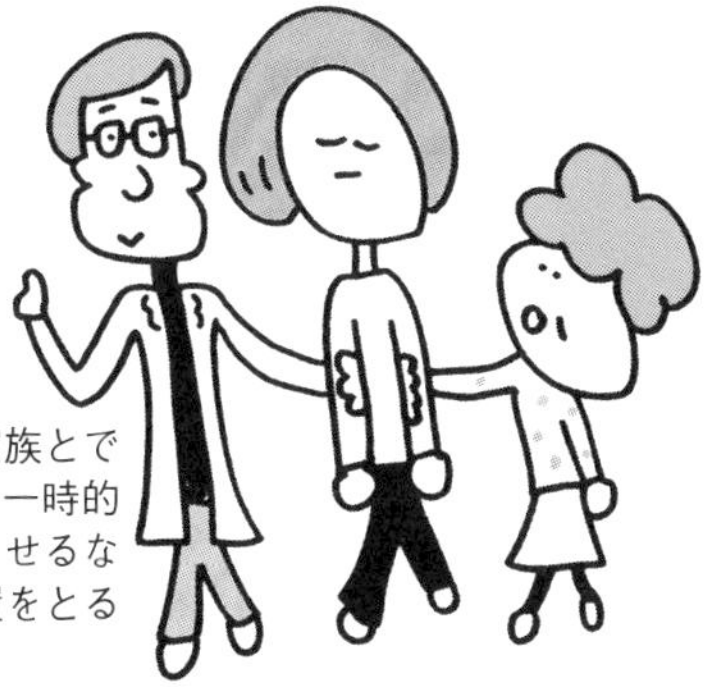

医師と家族とで連携し、一時的に入院させるなどの措置をとる（P28）。

徐々に悪化していく人

特徴

- □薬を用いても、症状がおさまっていかない。
- □別の病気を併存している。
- □ストレスのある環境から離れることができない。
- □ストレス因子とコーピングの失敗を否認し続ける。
- □精神療法に前向きにとり組むことができない。

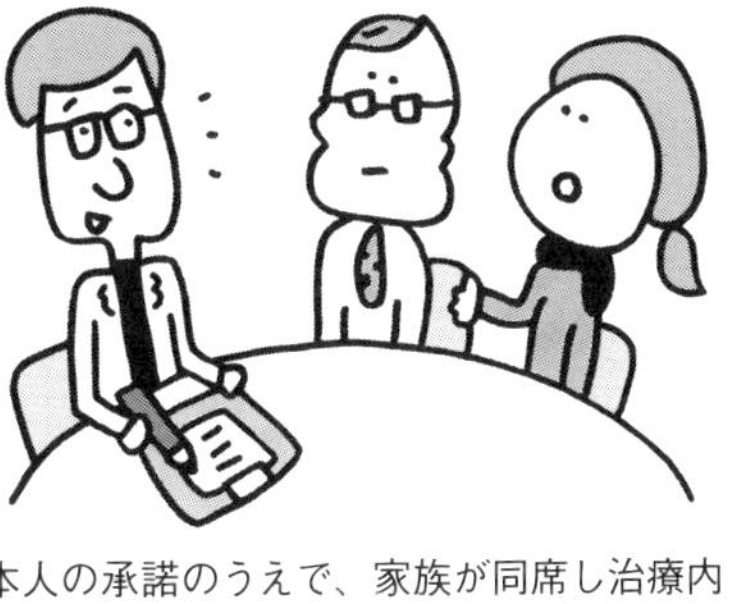

本人の承諾のうえで、家族が同席し治療内容を把握。協力態勢をつくるのが望ましい。

かたくなで聞き入れない。否認をとり除くことが先決

否認が強く、治療が進まない

うつ病では、脳内神経物質による神経伝達の障害が想定されます。否認が強く、コーピングスキル不足や、そのために生じるつらさを認めないことがあります。医師の言葉を受け入れられず、治療が進まないことも。否認をとり除くため、休養をとり、薬でうつ病の症状から治していきます。すると隠れている適応障害の治療のベースができあがります。

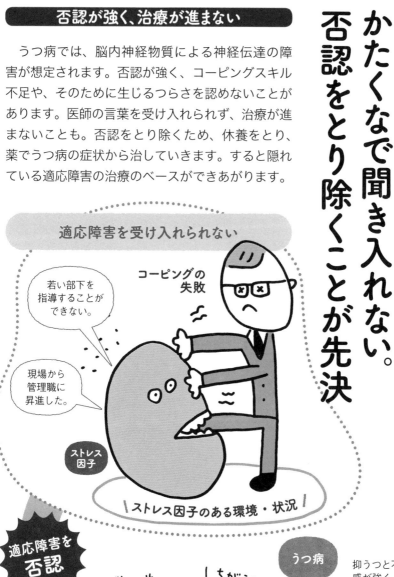

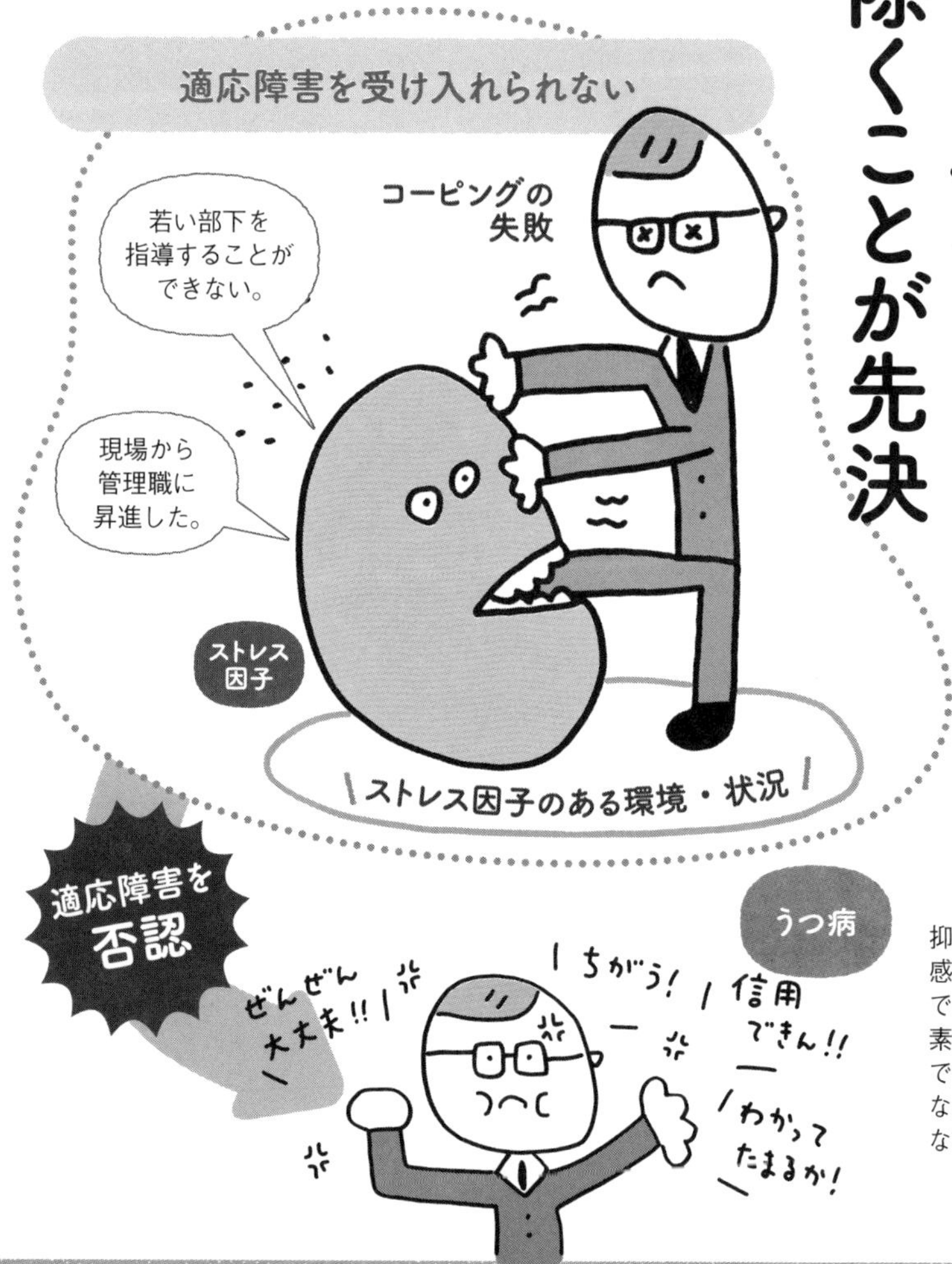
適応障害を受け入れられない
コーピングの失敗
若い部下を指導することができない。
現場から管理職に昇進した。
ストレス因子
ストレス因子のある環境・状況
適応障害を否認
うつ病
ぜんぜん大丈夫!!
ちがう!
信用できん!!
わかってたまるか!

抑うつと不安・不信感が強く、適応障害であるという事実を素直に認めることができない。そのため、なかなか治療が進まない。

自負心の強い中高年ほど治療に時間がかかる

環境の変化や人生のイベントがあると、脳は過度に働き疲労し、うつ病が起こりやすくなります。しかし初回でうつ病を発症することは稀です。何度か抑うつ状態を経験し、がまんして適応しようとがんばり続けた人が、新たな変化に直面したときに発症します。明らかにストレス因子にとらわれていて、対処できないでいるなら適応障害も併存しています。

「人生の苦難を乗り越えてきた」自負がある中高年ほど、否認が強くなり、適応障害の現実を認められず、治療に時間がかかります。

人生の変化を切り抜けてきた経験が否認を強める

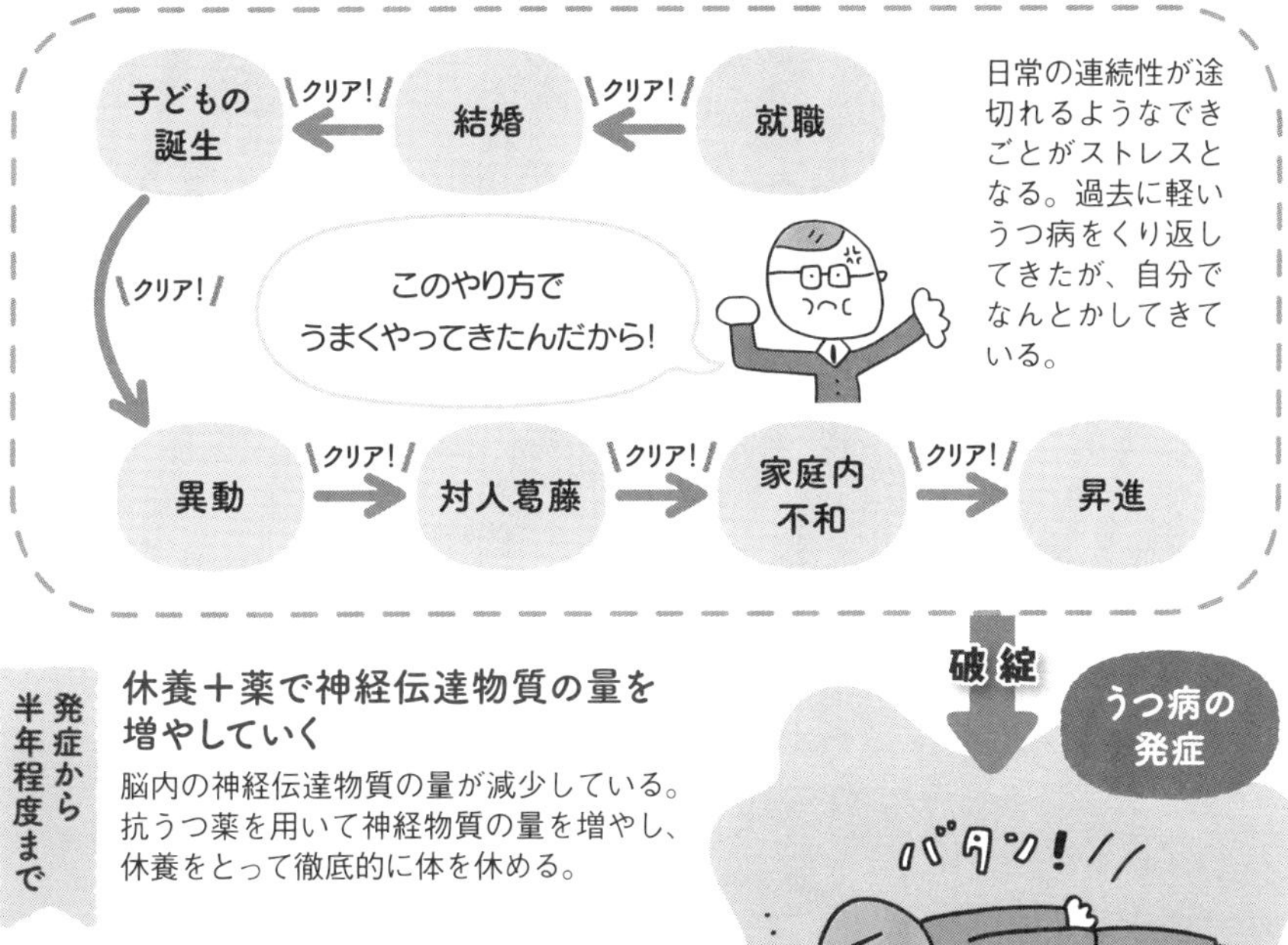
就職
クリア!
結婚
クリア!
子どもの誕生
クリア!
異動
クリア!
対人葛藤
クリア!
家庭内不和
クリア!
昇進
このやり方でうまくやってきたんだから!
日常の連続性が途切れるようなできごとがストレスとなる。過去に軽いうつ病をくり返してきたが、自分でなんとかしてきている。

発症から半年程度まで

休養＋薬で神経伝達物質の量を増やしていく

脳内の神経伝達物質の量が減少している。抗うつ薬を用いて神経物質の量を増やし、休養をとって徹底的に体を休める。

発症から半年以降

現状を認められるようになってから精神療法をとり入れる

病気について正しく認識できるようになってきたら、精神療法をとり入れていく。適応障害をともなう場合、問題解決療法、認知行動療法を行うことが多い。

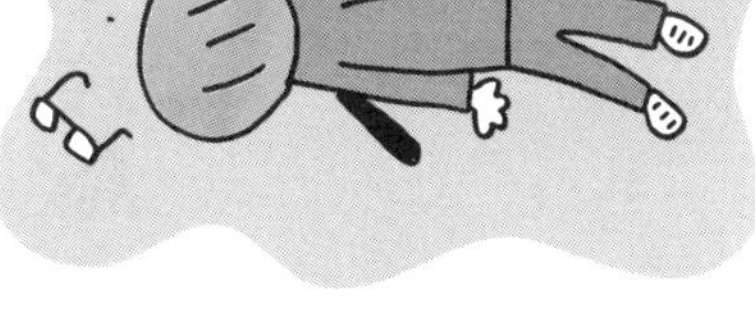
破綻
うつ病の発症
バタン!

抑うつ状態で医療機関を頼るときには、かなり重症化しているケースも多い。

青年期以降に発覚するグレーゾーンに注意

大学進学、就職後につまずきやすい

発達障害では、環境に適応できずに異常なストレス反応が生じ、適応障害を起こすケースが見られます。ADHD、ASDで幼少期から治療を受けていると、社会訓練などで対処法を学べますが、軽度のグレーゾーンでは、本人も周囲も障害に気づけません。大学進学や就職の際に適応障害を起こし、発達障害が判明することがあります。

仕事や学業のつまずきを招きやすい特性

ADHD（注意欠如・多動症）

- □綿密に行動できない。不注意である。
- □長時間同じ作業に集中することが難しい。
- □話しかけられてもうわの空のことが多い。
- □他人の指示やルール通りにものごとを行うことができない。
- □課題や活動を順序立てること、遂行することが難しい。
- □忘れ物が多い。約束したことを忘れてしまう。
- □気が散りやすく、じっとしていられない。
- □自分の順番を待つことが難しい。
- □他人の行動を妨害し、邪魔することがある。　など

ASD（自閉スペクトラム症）

- □他人とやりとりすることができない。
- □自分がわかっていることを相手に説明しない。
- □状況判断をし、臨機応変に行動できない。
- □相手に合わせて行動することができない。
- □表情や言外の意味をくみ取ることができない。
- □たとえ話を理解するのが難しい。
- □代名詞を理解するのが難しい。
- □順番にこだわり、予定が変わると対応できない。
- □前例にのっとってでしか行動できない。
- □音、光、においなどに過剰に敏感。
- □疲れを認識しづらく、体調管理ができない。　など

発達障害は、社会生活に支障が出やすい障害です。発達障害で生じるストレス反応には適応障害を起こしやすいものが少なくありません。

職場などで孤立し、いじめの対象になることも

ASD の特性に共感性、社会性の低さがあります。ひとりで作業が完結する仕事なら問題ありませんが、部下指導や営業、接客業がストレスとなり、適応障害を起こしがちに。また ADHD も注意欠如や多動で仕事上のミスが増えます。両者ともに職場などで孤立し、いじめの対象になることも。

発達障害は脳機能の問題。努力で治せるものではありません。幼少期から発達歴を見直し、治療を行います。職場環境や仕事内容を見直し、社会に出るための訓練を受けたり、福祉制度を利用したりする必要があります。

STEP 1　発達歴を確認し、両方の治療を行う

診察時に親に同席してもらい、医師が乳幼児期の発達歴を尋ねることがある。発達歴と現状の問題から診断が下され、発達障害と適応障害の両方の治療が行われる。

! 発達障害は児童精神科が得意とする分野。医療機関によっては、専門機関と連携することもある。

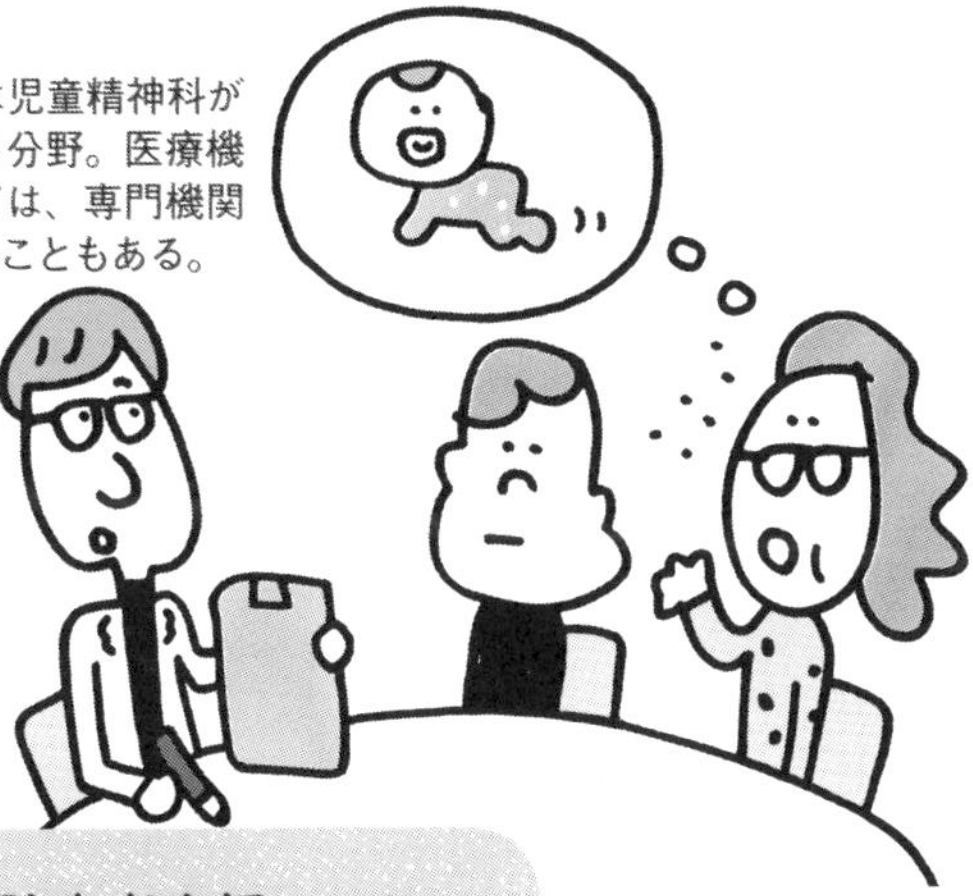

発達歴についての質問

- ハイハイによる後追いがあったか？
- 言葉の遅れがなかったか？
- ひとり遊びやおもちゃへの執着は強かったか？
- 特定の感触をいやがることはなかったか？
- かんしゃくを頻繁に起こさなかったか？
- 会話がかみ合わないことがなかったか？
- 夢中になった遊び、趣味はなにか？
- 学校での友達との関係は？
- 両親、祖父母に似たような特性がないか？

発達障害者支援センターを活用する

都道府県・指定都市には発達障害がある人、および家族や支援者のための総合窓口として発達障害者支援センターが設置されている。医療機関や就労支援などについてもサポートしてもらえる。

●発達障害情報・支援センター
http://www.rehab.go.jp/ddis/

＊相談窓口から全国のセンターを検索できる。

STEP 2　さまざまな制度を利用して対応する

就学・就労に復帰する場合、専門指導員のもとで、ソーシャルスキルトレーニング（SST）等の社会生活を送るための訓練を受けることが望ましい。また、障害の程度によっては障害者手帳を取得し、福祉支援を受けるケースも多い。

軽い躁が現れるII型に多い。リズムが崩れるときが危険

II型は見逃されているケースがある

双極性障害とは躁状態とうつ状態を交互にくり返す障害で、I型とII型があります。I型は激しい躁状態で、突然の起業や博打、株などで人生が破綻するほどの言動が現れます。一方II型は「ふだんより調子がいい」程度の軽躁状態。基本的にうつ状態が長く、周囲も本人も気づきません。適応障害を起こし、初めてII型だとわかる人も少なくありません。

II型の躁はわかりづらい

軽躁状態では

仕事が順調に進んだり、気分がよくなり、人との交流が盛んになったり、眠れなくても元気でいられたりする。本人も周囲も、とくに問題がないように見える。

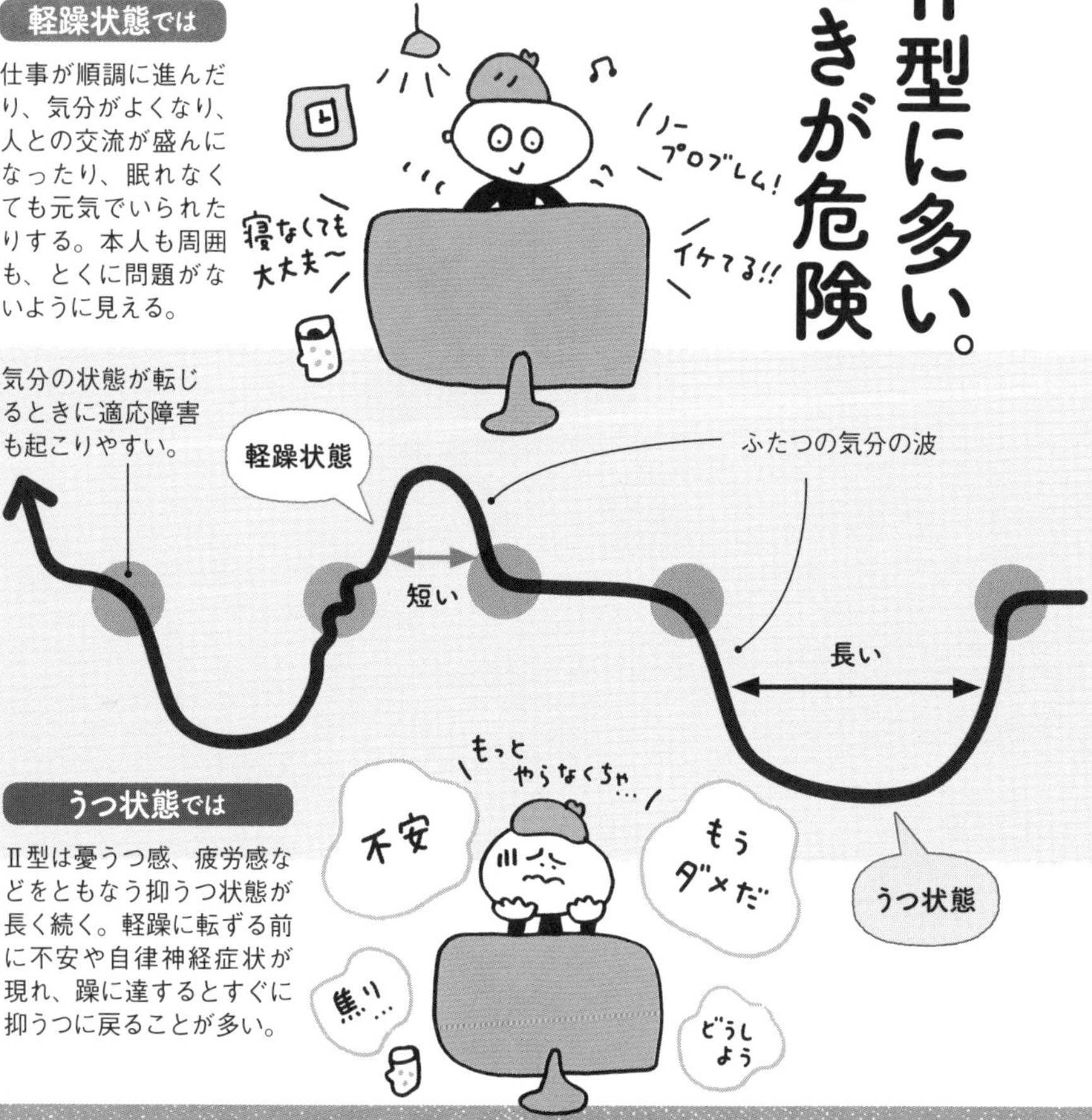
ノープロブレム!
イケてる!!
寝なくても大丈夫〜
気分の状態が転じるときに適応障害も起こりやすい。
軽躁状態
ふたつの気分の波
短い
長い
もっとやらなくちゃ…
不安
もうダメだ
うつ状態
焦り…
どうしよう

うつ状態では

II型は憂うつ感、疲労感などをともなう抑うつ状態が長く続く。軽躁に転ずる前に不安や自律神経症状が現れ、躁に達するとすぐに抑うつに戻ることが多い。

生活リズムが崩れやすい仕事は避けるほうがいい

双極性障害の場合、気分に波があり、社会生活のリズムが乱れることで躁、うつに転じます。またそのタイミングで適応障害も起こることもあります。そのため、生活リズムを崩さないように、ルーティンを一定に保ち生活すれば、発症を防ぐことができます。昼夜逆転するようなシフト勤務や、時差のある海外とのやりとりが頻繁にあるような外資系の仕事は向きません。双極性障害があるなら、仕事内容や環境を見直す際、生活リズムが崩れないことを第一に考えるとよいでしょう。

こんなタイミングに注意する

1 結婚、転職で関係が変化したとき

結婚や転職、異動、出向などで、自分の役割が変化するようなときに調子を崩しやすくなる。

2 活動時間が不規則になったとき

シフト制の仕事、海外とのやりとりがある仕事などにつき、活動時間が変化してしまうとき。

3 移動の手段や移動の時間が変わるとき

1、2のようなことがあり、通勤などの移動の手段や移動の時間が変わってしまうとき。

4 睡眠リズムが乱れたとき

1、2のようなことがあり、寝つきがわるくなったり、早朝に目が覚めてしまったりするとき。

発症を防ぐには……

- □双極性障害の治療を受けて、決められた通りに薬を服用する。
- □対人関係上のストレスをできるだけ減らす。
- □日々のルーティンを規則的に行えるような仕事を選ぶ。
- □睡眠パターンを見直し、決まった時間に起きるようにする。

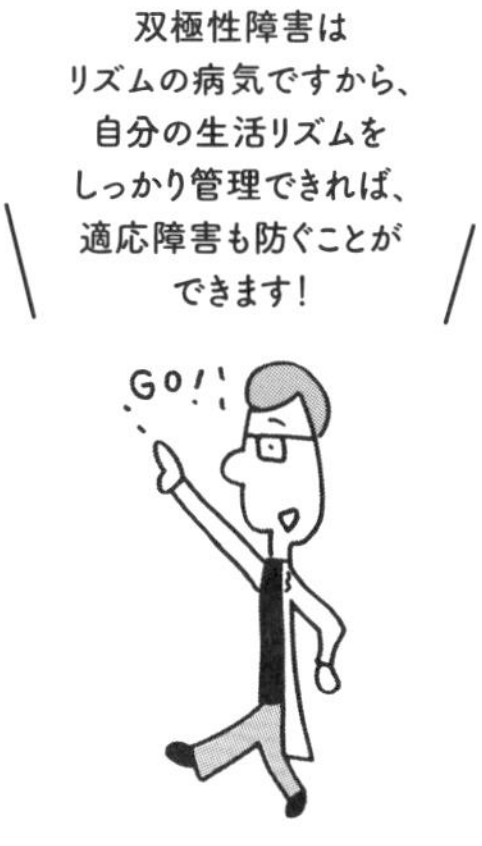
双極性障害は
リズムの病気ですから、
自分の生活リズムを
しっかり管理できれば、
適応障害も防ぐことが
できます！
GO!!

長期間単調な仕事は避けて。定期的に職場を変える

境界性は生きづらさを自覚しやすい

パーソナリティ障害とは、思考パターンが極度に偏って硬直化しているため周囲と摩擦が生じやすく、本人が苦痛を感じる病気です。自己愛性、演技性などいくつか種類があります。

なかでも境界性パーソナリティ障害（BPD）は、生きづらさを自覚しやすく、社会生活上のトラブルで適応障害を起こしがちです。

つねに他人とのあいだで摩擦が起こる

境界性パーソナリティ障害の特性

- □自分の評価も他人の評価も一定せず、高評価、低評価を揺れ動く。
- □とくに見捨てられるかもしれないという不安が強い。
- □危険な性行為、過食、乱暴な運転をすることがある。
- □脅しのためにくり返し自殺や自傷をくり返す。
- □気分が数時間ごとに変化する。
- □つねに空虚感を抱えている。
- □不適切な強い怒りがわき、コントロールすることができない。
- □ストレスを感じると妄想的な思考におちいる。

境界性以外のパーソナリティ障害は、自覚がないので問題が起こりにくい！

【その他のおもなパーソナリティ障害】

自己愛性パーソナリティ障害（NPD）

自尊心が極端に高く、傲慢で横柄な態度で他人を低く評価。自分は過度な賞賛や特別で権威ある人や機関との関係を求める。実際には高すぎる自己評価を保つことが難しく、不安や焦りを抱えている。

演技性パーソナリティ障害（HPD）

他人から注目をされていないと不快に感じ、性的に誘惑・挑発したりする。大げさで、しかし浅薄にふるまい、相手の注意を得るために身体的外見を用い、人間関係を実際よりも親密なものとして解釈する。

新奇性希求が満たされる職場がベスト

境界性パーソナリティ障害では、刺激を受けて脳内神経物質のドーパミン値が上がるため、目新しさを欲するようになりがちです（新奇性希求）。仕事や職場に慣れてくると不満が表出しやすいのは、刺激不足による症状悪化の前兆です。環境を変えて対処するのが有効。同じ仕事でも、つねに改善し、新しい技術進歩のしくみを生み出すことができれば、安定をはかれます。資格などを取得し、同じ業種で転職すれば、スキルアップにもつながります。きちんと治療に臨めば、適応障害の予防も可能です。

治療は2本立てで行っていく

適応障害の対策

固定的な場所で同じ人間関係のなか、単調な仕事を長く行うことは難しく、2～3年たつと強い不満が生じ（ストレス因子）、トラブルが勃発し、関係性の修復は難しくなる。

対策
新奇性希求が満たされる

対策
固定的な人間関係を避ける

《こんな働き方が適している》

- □独自の技術を身につけたり、資格をとったりしておき、2～3年ごとに職場を変えていく。
- □出向や異動が多い職場に就職する。
- □イベントやプロジェクトごとにメンバーが変わる仕事につく。
- □つねに新しい情報に触れられるような仕事を選ぶ。

境界性パーソナリティ障害の治療

薬物療法と精神療法を用いながら、健全なパーソナリティをつくり上げていく。

薬物療法

発作的に起こる不安や情緒不安定などは抗精神病薬、抗うつ薬、抗不安薬などを用いてコントロールしていく。

＋

精神療法

認知行動療法、カウンセリングなどを通じ、自分の感情を自分で処理できるように訓練していく。

境界性パーソナリティ障害が背景にあるため、毎回同じパターンで適応障害を起こしてしまいます。

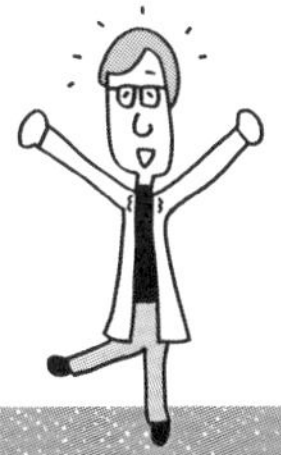

治療期間

早ければ1～2か月。長引いても出口はある

適応障害は比較的治療期間が短く、軽症の場合は環境を変えてストレス因子が消えれば早期に改善します。症状がなくなれば半年以内に治療は終了します。2～3回の受診または1～2か月で治る人もいます。

3～4割の人は、なかなか症状がなくならない

基本的に最初の3か月間は1～2週間に1回程度受診し、徐々に頻度を減らしていきます（下）。受診の頻度は主治医と相談し、症状や経済的理由、家庭の事情など個人の状況を考慮して総合的に決めていきます。

軽症で、ストレス反応が減り、自分の問題を受け入れることができれば、セルフケアも可能で、通院しなくても済むようになります。

しかし、3～4割の人は半年以上症状が残ります。他の病気が併存するケースも多く、継続治療が必要です。また、自殺のリスクも少なくありません。通院を中止するかどうかの自己判断は禁物です。

発症からの治療と受診の期間

6か月以降	3か月以上	1～3か月
受診 2か月に1回	受診 1か月に1回	受診 1～2週間に1回
順調に進めば6か月目には症状は消失。再発防止のために2か月に1回程度受診をする。（メンテナンスフェーズ）	症状が抑えられ、本人が原因について冷静に考えられるようになってきたら、本格的に精神療法を始める。	1～2週間に1回程度受診し、薬を使い、つらい症状を抑え、ストレス因子のある環境の調整を試みる。

環境を変えられない場合、治療がうまく進まず、1年または数年以上毎週通院しなければならない人もいます。精神療法を行いますが、環境に適応できるような思考が定着するには2～3年かかります。症状がとれても、なにかの拍子に似たような環境に置かれると、容易に再発します。このため「メンテナンスフェーズ」といって、大きな症状が出ていなくても、2か月に1回程度の受診が勧められます。定期的にメンテナンスをしたほうが、再発を未然に防ぐことができます。

滞っている感じがしたら、主治医に治療のプランを尋ねる

治療が停滞しているように感じたら、「いつ頃、どういう状態になったら治療が終わるのか」の見通しを主治医に尋ねてみましょう。

主治医は患者さんを放置しているわけではなく、いつも症状や発言を観察しながら、他にストレス因子やコーピングの失敗がないかを探っています。そして患者さん自身が問題を自覚するように促したり、自分で積極的に治療にとり組む姿勢を見せるのを待ったりすることがあります。

適応障害の治療には出口があります。でも、焦って治療をやめてしまうと残存する症状に苦しめられたり、再発してしまったり。主治医と患者さんとが信頼関係を築き、ゴールへの道筋を共有することが大切です。

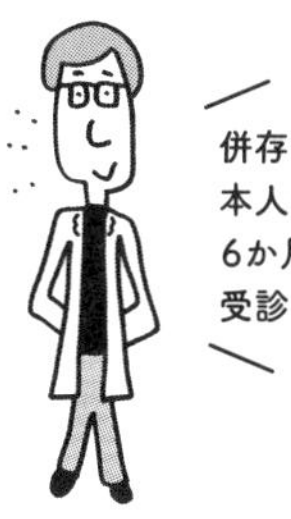

併存する病気があったり、
本人が精神療法を受け入れないような場合には、
6か月目以降も症状が残り、
受診の頻度も高くなります。

薬物療法

症状に応じて薬が処方される。抗うつ薬、抗精神病薬を用いる

適応障害の治療は精神療法が中心ですが、補完的に薬物療法も行われます。適応障害のための決まった薬はなく、抑うつや不安、頭痛や腹痛といった自律神経症状など、症状に応じて対症的に薬が処方されます。

8割以上の患者さんに薬物療法が行われている

DSM-5では適応障害にともなう症状を不安、抑うつ状態、不安と抑うつ状態の混合、素行の障害、素行と気分の障害、その他と分類しています。抑うつは、セロトニンやノルアドレナリンなど脳内の神経伝達物質の不足が生じ、情報がうまく伝わらない状態があるようです。このため、抗うつ剤で神経伝達物質の働きを助け、情報伝達をスムーズにすることが有効と考えられています。

適応障害の患者さんの8割以上が薬物療法を行っていますが、もっとも多いのが抗うつ薬で、約6割に処方されています。セロトニン系に作

適応障害の症状を抑えるおもな薬

抑うつ状態

抗うつ薬

セロトニン系だけに作用するSSRI、抑うつ、不安、不眠を改善するNaSSA、SNRI（右記）、セロトニンの再とり込みを阻害し、セロトニン受容体を調節するS-RIMなどを使う。

強い不安

抗うつ薬

不安が強く、抑うつがあるときは脳内神経伝達物質セロトニン、ノルアドレナリンの再とり込み阻害薬SNRIが効果的。

抗不安薬

抗不安薬、抗けいれん薬のエチホキシンの有効性が高い。ただし日本では保険適用外。脳の興奮を抑えるベンゾジアゼピン系抗不安薬を使う。

用するＳＳＲＩやセロトニン系とノルアドレナリン系に作用するＳＮＲＩ、神経伝達を改善して不安を和らげるＮａＳＳＡなどが用いられています。焦燥感や攻撃性の強い患者さんには、ドーパミン・セロトニン拮抗薬のような非定型抗精神病薬や気分安定薬が用いられます。

近年は抗うつ薬の処方率がわずかに減少しているのに対し、非定型抗精神病薬の処方率が増える傾向にあります。

薬はあくまで精神療法の補助的役割

適応障害の治療では、精神療法・薬物療法ともにエビデンスが不十分なものが多いのですが、治療の中心は精神療法だと考えられています。薬物療法は補助的に利用されるのが原則です。

自殺リスクの高い重症な人には、まずエチホキシン（日本では保険適用外）やベンゾジアゼピン系抗不安薬の短期的使用、抗うつ剤などを用いる必要があります。ただこの場合も、最終的に精神療法が不可欠です。

一方、強い症状がない軽度の患者さんには、精神療法のみを行います。

ＤＳＭ-５の定義では、環境調整でストレス因子を物理的にとり除いた場合、６か月以上症状が続くものではないとされています。職場なら配置換えなどで、環境調整しながら治療するほうが効果的です。

素行の障害

抗精神病薬

感情や意欲の障害、幻覚や妄想などを改善するドーパミン・セロトニン拮抗薬などを使う。

気分安定薬

素行障害は気分の波が影響する。双極性障害の治療などに使われる炭酸リチウムなどを使う。

環境調整

環境を調整し、ストレス因子をとり除くことが治療の近道になる

２０１８年にＩＣＤ-11が新たな診断基準を示し、それに準拠した検査ツールが開発されてから、適応障害の研究は急速に進歩しています。

ストレス因子はひとつでない。治療のなかで特定していく

ストレス因子に関するくわしい調査報告はまだありませんが、臨床的に見れば、ストレス因子が複数あることは少なくありません。

たとえばある会社で、とても能力の高い若手社員がいました。会社では若者をターゲットに新製品をつくることになり、期待された彼は商品企画室に配属されました。ところがまもなく彼は適応障害を発症します。

じつは、「若いんだから斬新なアイデアを」と言われるのが苦痛で、会社に行けなくなったといいます。彼は、上司の指導を受けながら、ひとつひとつ丁寧に仕事を積み上げていくことは得意でしたが、人をあっと言わせるようなアイデアを考えるのが苦手でした。

また、彼が在籍する部の部長が、彼を鍛えようと叱咤激励することも、彼には負担でした。そのうえ抜擢されたのが彼ひとりだったため同期の仲間と距離ができてしまったことも、憂うつの種でした。このように、職場のストレスといっても、因子がひとつとは限りません。仕事の適性や人間関係など複数の問題が隠れていることに注意が必要です。

ストレス因子を正確に見極めることが大切

適応障害は、ストレス因子へのコーピングの失敗が原因です。とはいえ、すぐにコーピングの技能を高めることは難しいので、環境を変えてストレス因子をとり除き、対処できる環境に移ることが先決です。

このとき大切なのが、ストレス因子の見極めです。右の例でいえば、上司との相性だけに注目して、商品企画室から広告企画室に異動しても求められる能力はあまり変わらないので意味がありません。

たとえば、市場動向を分析して企画にいかす調査室のような場所なら、落ち着いて仕事ができるかもしれません。

上司との相性や同期の存在など、本人が直面している複数のストレス因子を考慮し、適応障害におちいりやすいパターンを明らかにしたうえで、主治医や産業医、人事担当者などで環境調整を行うのがベストです。

いったんは安全な環境で休むことが大事

適応障害は、環境のストレスに対処できない不全感から発症します。まず家庭など安心できる環境への一時避難が有効なことも。通勤通学を続けられるのか、時短や休職が必要なのかは主治医と相談しましょう。治療を受けてストレス因子やストレスコーピングの失敗を整理できるようになると、心身が落ち着き、会社や学校に行けるようになることも。否認を続けるときは、うつ病なども疑われます（P32）。

精神療法

障害を自覚し、自主的にとり組む。真の改善には時間がかかる

適応障害と診断され、1～2回の受診でストレスコーピングの問題を理解し、軽快する人もいます。しかし、しばらくすると再発する人も。思考パターンを根本的に変えるのは、そう簡単ではありません。

できあがっている思考パターンを数年かけて変えていく

適応障害になりやすい人が自分の思考や行動のパターンを修正するには、継続的な精神療法が必要です。長年かけてつくり上げたパターンをいったん壊し、再構築するには、本来同じぐらいの年月がかかります。

精神療法にはいくつかの種類があります（下）。よく用いられるのは認知行動療法。これは、自分を見つめ直すことによって思考のクセに気づき、現実に即したバランスのよい認知と行動のパターンに修正していくものです。具体的には、思考記録表や行動記録表に思考パターンや行動パターンを記録し、見直し、思考や行動の修正を毎日実行していきま

適応障害で行われるおもな精神療法

●集団認知行動療法（CBGT）

患者さん同士がグループ形式で受ける認知行動療法。複数のメンバーでとり組むことで、効率的に問題解決能力を高め、症状の改善をはかることができる。

●行動療法

行動上の問題が、その場面において習慣化しているのか、適切な反応を習得していないために起きているのかを見極め、さまざまな技法を用いて適切な反応を習得させていく。

●問題解決療法（PST）

認知行動療法のひとつ。問題を整理し、現実的な目標を立て、解決策を考え、そのなかで実行可能な解決策を選び、実行・検証する。適応障害の社会復帰までの時間短縮に有効。

●認知行動療法（CBT）

セルフモニタリング（自己観察）で自動思考と呼ばれる自分の考え方のクセを見直す。思考記録表と行動記録表で、現実に即した思考や行動を導き出す。抑うつ状態に有効。

す。少なくとも数年間、日々とり組むことで、偏っていた思考や行動のパターンを自然に修正できるようになります。

ただし、認知行動療法は現時点では適応障害の治療に有効であるというエビデンスが乏しく、認知と行動パターンを修正していくにはかなりの時間を要するため、利用が難しいものです。実際にはエビデンスがあるとされる問題解決療法を利用するケースが多くなります。

問題解決療法は社会復帰までの期間短縮に効果がある

問題解決療法は認知行動療法のひとつで、唯一社会復帰までの期間が他の治療法に比べて統計的に有意に短いと示される精神療法です。

大まかな流れは、問題を明確に定義し、解決策を考えて実行。結果を検証してさらなる問題解決につなげます（Ｐａｒｔ３）。

たとえば「遅刻が増えた」という会社員の場合、遅刻という問題を「朝起きられない」「帰宅が遅くて睡眠不足」と具体的に分析し、それに対して「残業を減らす」「同僚に手伝ってもらう」など解決策を考えます。このとき、固定観念にとらわれず、解決策が現実的かどうかは一切考慮しないのがポイント。その後解決策を選択して実行、検証します。

一見簡単なようですが、実際にやってみると、とても大きな気づきが

●SOLARプログラム

災害後の適応促進のための短期介入(SOLAR)。短期間に5回のセッションで、災害やトラウマ体験後の適応障害で起こる不安をとり除き、元の生活に戻れるようにしていく。

●リラクセーション

意識的に筋肉を弛緩させる漸進的筋弛緩法や自律訓練法、呼吸法など、さまざまな方法で呼吸を緩やかにし、血圧を低下させて、穏やかな気持ちにしていく。

●ネット上の自習用の問題解決療法

自宅で問題解決療法にとり組むことができる。

●ネット上の自習用の認知行動療法

自宅で認知行動療法にとり組むことができる。

あります。自分がいかに偏った考えにとらわれていたか、問題を大きくとらえすぎていたかなど、新たな視点を得ることもあります。

問題解決療法はグループワークが前提です。ひとりだと思いつく解決策に限りがあり、行き詰まってしまうからです。グループワークが苦手なら、医師、または家族に協力してもらうのでもかまいません。

考えを書き出すことで自己管理できるようになる

認知行動療法、問題解決療法などで自分の考えを書き出す練習をしておくと、治療後に日々の自己管理に活用することができます。自分の思考を精神療法で使用したフォーマットに落とし込んで整理します。毎日のできごとに対して書き出してみると、再発防止に役立ちます。

ひとりで思考や認知の偏りに気づくのは難しいので、できれば書き出したものを人に見てもらいます。適応障害におちいる人はひとりでがんばるタイプが多いため、情報不足になりがち。多くの人の考えに触れて情報量を増やしたほうが、自分の思考のクセに気づきやすくなります。

また、精神療法に関するテキスト類をくり返し読むのも効果的です。年に2回ぐらいくり返し通読していると、内容が身につき、考えが変化していきます。自分のパターンを変える方法は、たくさんあるものです。

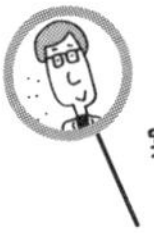

問題解決療法の基本的な進め方

1. 問題を小分けにする
2. 目標を決める
3. 問題の解決策を考える
4. 最適な解決策を決める
5. 実行してみる
6. 結果をふり返り、検証する

Part3

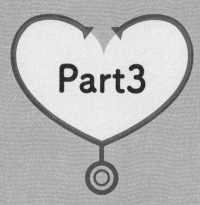

完治＆再発予防に向けて

問題解決能力を高める8つのレッスン

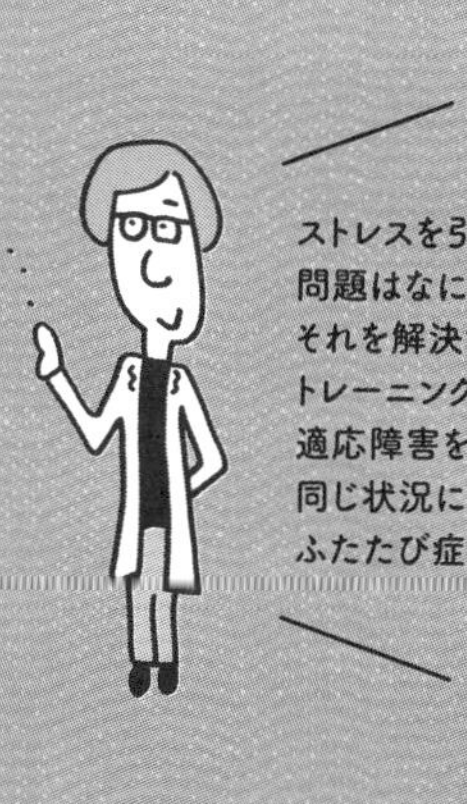

ストレスを引き起こしている
問題はなにかを見定め、
それを解決する力をつける
トレーニングをすることで、
適応障害を克服し、
同じ状況に置かれても、
ふたたび症状が出ないようにすることができます。

「やだよね」のレベルが、なぜ他人と違うのかを考える

受け止め方の違いを見直す

置かれた環境に不満を抱く人はたくさんいますが、「やだよね」と言いつつやり過ごせる人もいれば、強い苦痛を感じて適応障害になる人もいます。自分が「やだよね」と感じるレベルが高いのはなぜかを考えてみましょう。いやなことの受け止め方や対処法を見直すと、苦痛の原因が見えてきます。

問題解決できる人の場合

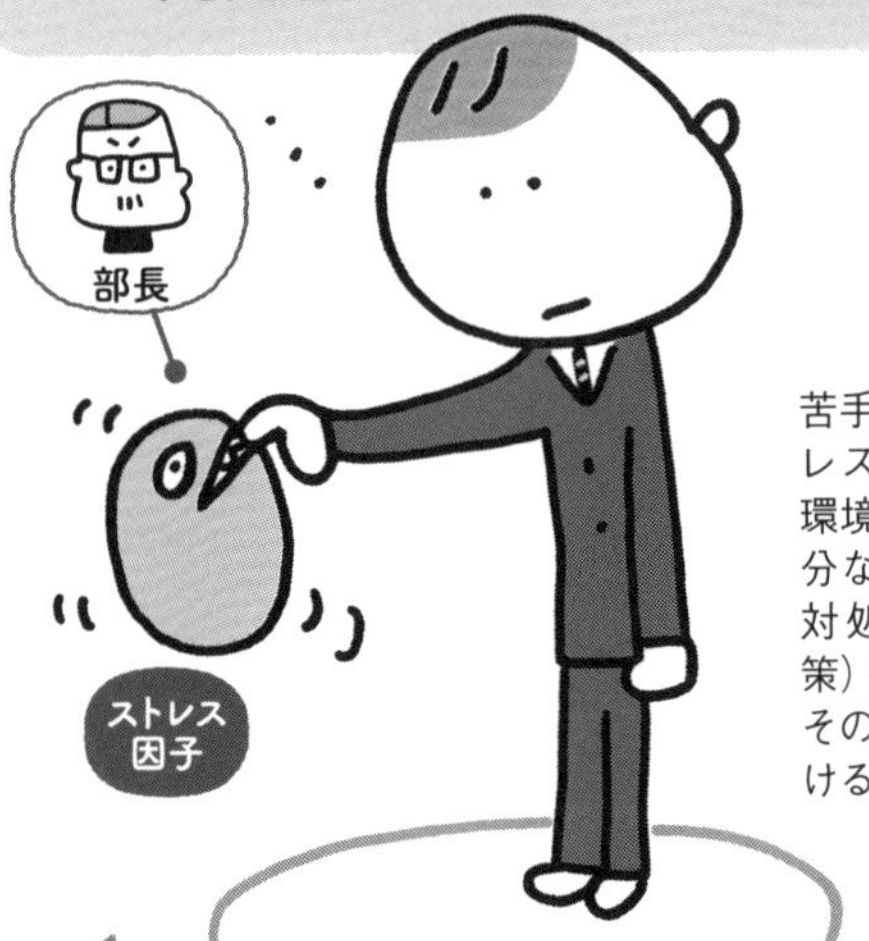
部長
ストレス因子

苦手な「部長（ストレス因子）」がいる環境であっても、自分なりのストレスの対処法（問題解決策）をもっていれば、その環境に留まり続けることができる。

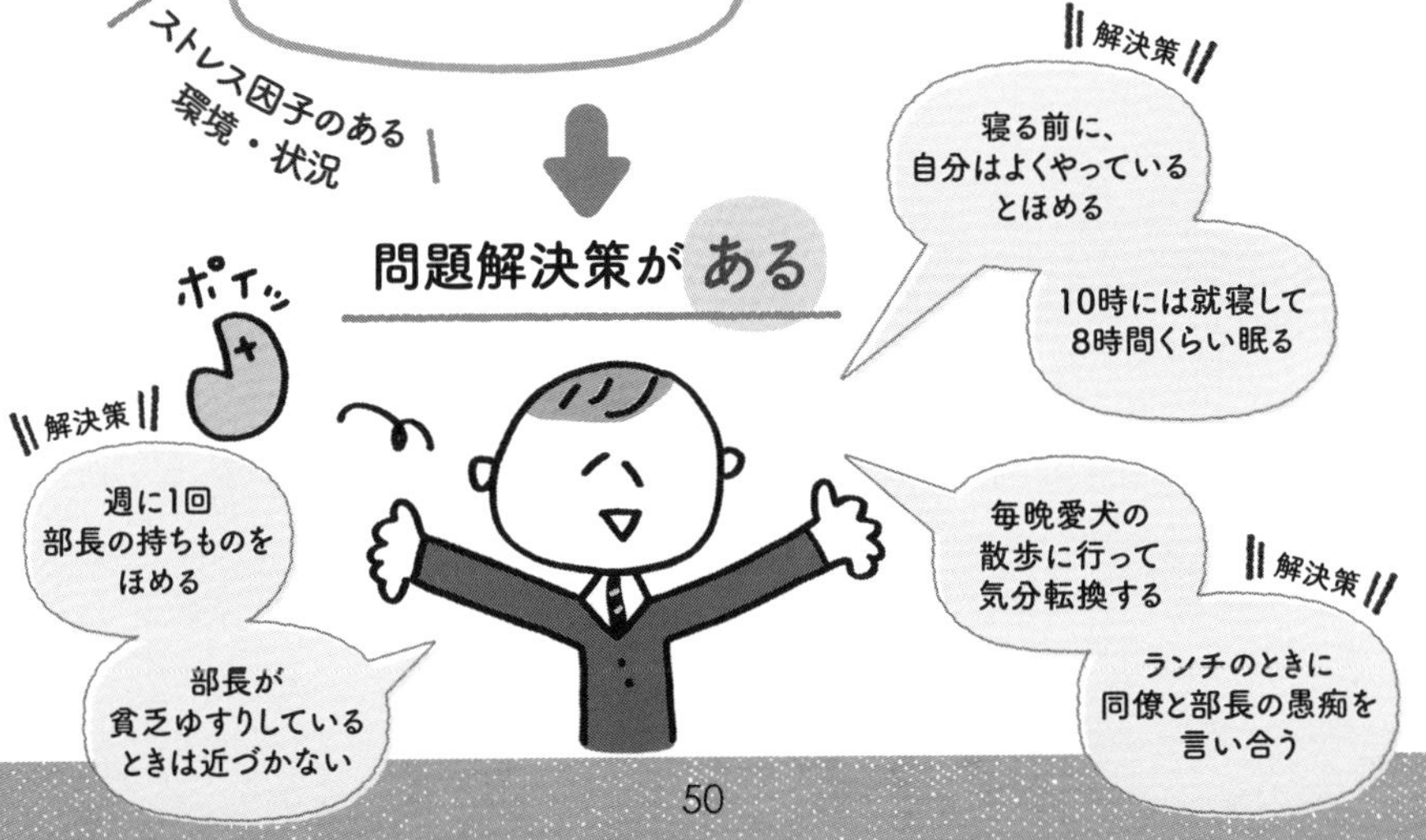
ストレス因子のある環境・状況
問題解決策がある
ポイッ
解決策
寝る前に、自分はよくやっているとほめる
10時には就寝して8時間くらい眠る
解決策
週に1回部長の持ちものをほめる
部長が貧乏ゆすりしているときは近づかない
毎晩愛犬の散歩に行って気分転換する
解決策
ランチのときに同僚と部長の愚痴を言い合う

環境に留まりたいなら問題解決能力を養う

自殺企図が認められるなど症状が重篤な場合には環境を変える必要がありますが、軽症で本人がその環境に留まりたいと希望しているなら、適応能力を高める選択もあります。対処技能不足だと自覚して問題解決能力（対処技能＝コーピングスキル）を養っていくことで、同じ環境でもうまくやれるようになります。適応障害が治ると人間的に強くなり、自信がもてるようになる人も多く、回復後に昇進するケースなども珍しくありません。

適応障害のある人（A山A子さん）の場合

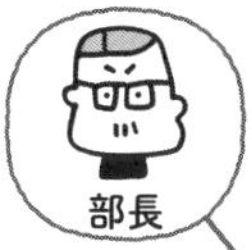
部長

自分だけがなぜ強い影響を受けるのか？

ほかの人は平気なのに、なぜ自分だけが日常生活が送れなくなるほどの影響を受けてしまうのか。まず自分の思考のクセを見直す。

➡P52

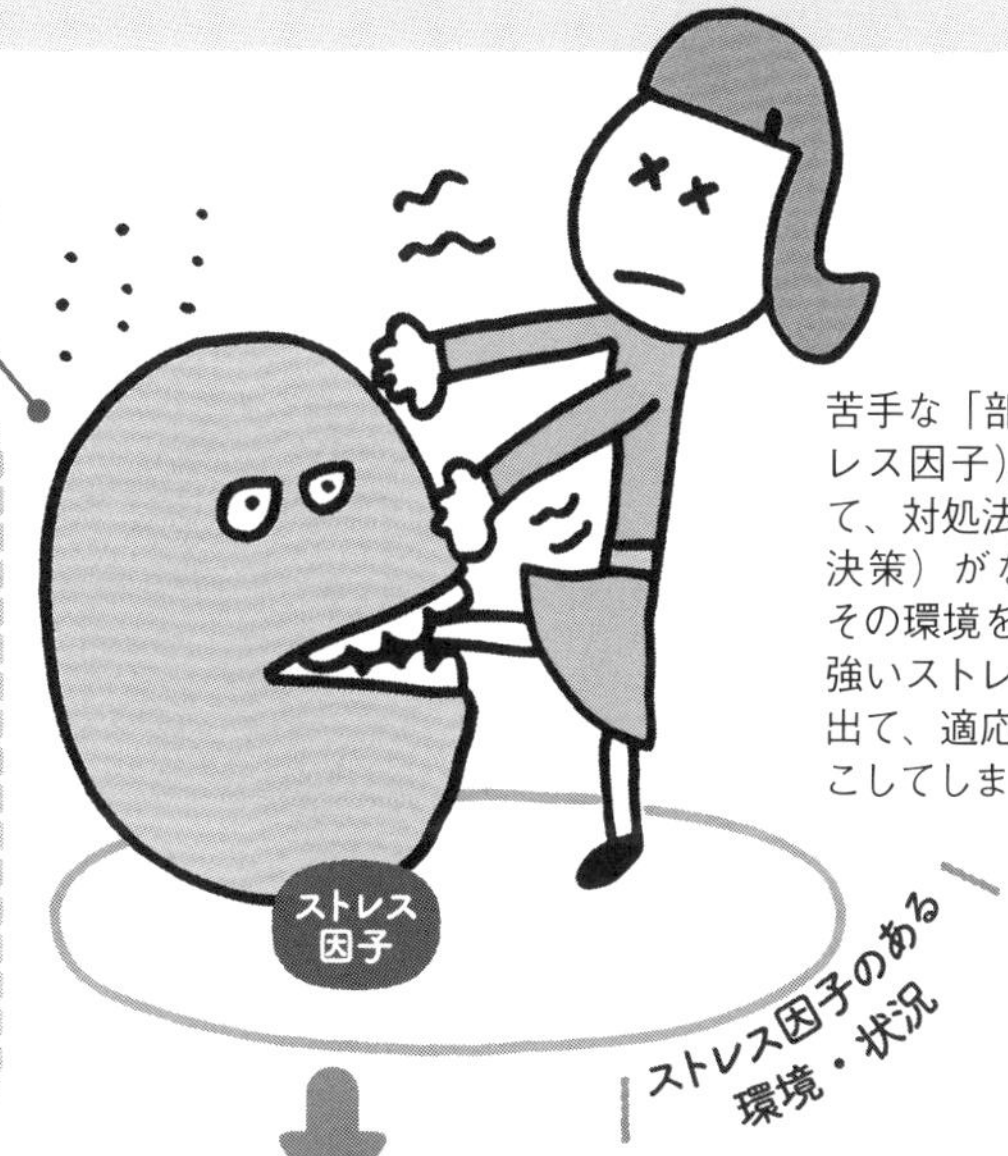
ストレス因子
ストレス因子のある環境・状況

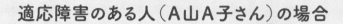

苦手な「部長（ストレス因子）」に対して、対処法（問題解決策）がなければ、その環境を拒否する強いストレス反応が出て、適応障害を起こしてしまう。

問題解決策がない

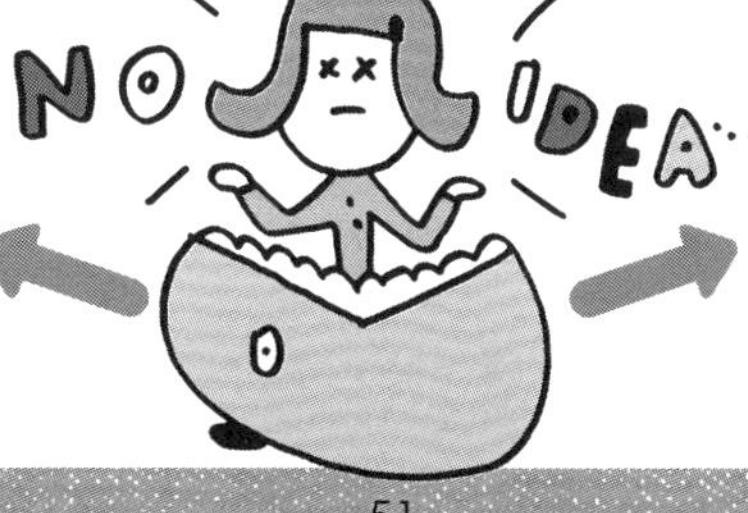

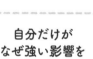

問題解決能力を高める

症状に対処しながら、同時に問題解決能力を高めるトレーニングをしていく。

➡P56 ～

背景にある別の病気を治療

なんらかの病気を併存している場合は、その病気の治療をすることが先決になる。

➡P32 ～39

状況への対処から、自分の思考のクセに気づく

できごとの意味をどうとらえるか

同じ環境でも適応できる人とできない人がいるのは、ストレス因子の受け止め方や対処行動（認知と行動）が人によって異なるため。認知行動療法は、こうした認知と行動クセに注目する方法です。問題解決療法の解説に入る前に、認知行動療法の基本モデルで自分の認知や行動のクセを理解しましょう。

4つの側面から思考・行動を分析

認知行動療法の基本的な考え方のモデルを使って現状を見つめ直す。空欄に、書き込み、眺めることで、自分の思考・行動パターンを抽出し、整理することができる。

ストレスを感じたできごと・状況

部長に営業成績の不振を注意された。

YOU　あなたの場合

認知

それについてどう「認知」したのか？

部長は私を辞めさせたいのだと思う。

YOU　あなたの場合

推論の誤り ➡ P54～55下

読心術

YOU　あなたの「推論の誤り」

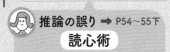

自分の自動思考のクセ（スキーマ）を知る

認知行動療法では、認知・行動と感情・身体的反応は互いに影響すると考えます。ものごとを認識する（認知する）と感情が生じますが、認知の直後に「ある考え」が浮かぶことを自動思考と呼びます。自動思考は特定の感情を呼び起こします。そこには人それぞれにクセ（スキーマ）があります。たとえば上司を見ると不安になったりするのは、過去に注意されて「自分は無能な人間だ」という否定的なスキーマをもっているためです。

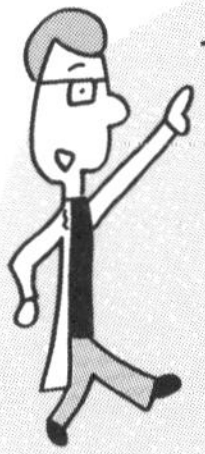

いくつかの状況を、この枠組みに当てはめてふり返ってみましょう。自分の思考・行動に共通したクセ（P54～55下）があることに気づくはずです。

感情

そのときどんな「感情」だったか？

不安と怒りがまざったような気持ち。

YOU あなたの場合

行動

それについてどんな「行動」をとったのか？

部長となるべく顔を合わせないようにしている。

YOU あなたの場合

影響しあっている

身体

そのときどんな「身体的反応」があったか？

体がこわばり、頭が痛くなった。

YOU あなたの場合

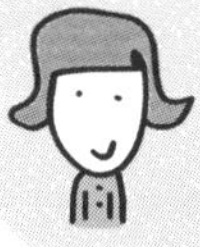

部長は私のことを無能だから辞めさせたいんだ、と思って不安でした。

レッスン❶ 解説

アウトプットすることで、自分の〝悪循環〟を理解する

適応障害で現在のところ唯一エビデンスが認められている治療法は、問題解決療法です。この療法は認知行動療法という精神療法のうちのひとつの方法です。

認知行動療法で自分を客観的にとらえ直す

認知行動療法は、できごとの受け止め方＝認知と対処のしかた（行動）に注目した精神療法です。できごとや状況など外界に対する人の反応を認知・行動・感情・身体という4つの側面でとらえます（P52）。

認知は行動や感情、身体的反応に影響しますが、逆に行動によって認知も変わり、感情や身体的反応にも影響を及ぼします。行動、感情、身体的反応、認知という4つの側面は互いに影響し、変化していると考えられます。こうした基本モデルをもとに、現状に適した認知や行動パターンを導き出すのが認知行動療法です。

認知に見られる12の特徴的な誤り

1 二分思考
0か100か、全か無か、白か黒かといった極端に二極化した思考。完璧さを追求する。

2 破局視
「これができなかったら、一生日の目を見ない」など、未来を破局的に先読みしてしまう。

3 肯定面の否認・割引
肯定的な行為や経験、性質を素直に認めず、わざわざ差し引いたり、無視したりする。

4 感情的な理由づけ
強く信じ切って真実を見ない。「絶対〜だ」と思い込み、それに反したことは無視する。

5 レッテル貼り
「自分は頭がわるい」とか「あの人は精神病だ」などと、自分や相手にレッテルを貼る。

6 拡大視／縮小視
「契約はとれたが、私は優秀なわけではない」とよい面を軽んじ、否定的な面を重視。

自分の思考に特徴的な誤りがないかを確認する

多くの場合、人の認知は瞬発的な思考や感情から生じます。これを自動思考といいます。自動思考は、その人のもつ信念や思い込みに影響されています。これをスキーマといいます。

スキーマはいくつかあり、過去の体験や信念などからつくられています。たとえば「自分は劣っている」というスキーマがある人は、他人に笑いかけられても「嘲笑されている」と特別な意味をつけて受け止めてしまうかもしれません。

認知行動療法を開発したベック博士は、認知の偏りに影響を及ぼす体系的な推論の誤りをいくつか掲げています（P54～55下）。各項目をチェックして、自分の思考に当てはまるクセがないか点検してください。

精神療法で大切なのは、スキーマに自分で気づくことです。探索的な精神療法では問題点に焦点を当てることで、本人の気づきを促進することもありますが、洞察的な精神療法ではあくまで本人が気づくまで待つので、年単位の期間がかかることもあります。

なんらかの心理的事情や性格的な硬さがあると、自分のクセになかなか気づけないので、症状がいつまでも残ってしまいます。

7 選択的抽出

心のフィルターとも。「このミスで将来真っ暗だ」と否定的なことに注目してしまう。

8 読心術

「相手は自分をダメだと思っている」などと、他人の考えを勝手に想像して思い込む。

9 過度の一般化

異性とうまく話せず「一生結婚できない」と現状を憂い、否定的な結論を出す。

10 個人化

他人の否定的な行動の妥当な理由を認めず、自分のせいととらえてしまう。

11 命令型思考

「～ねばならない」「～すべき」という堅苦しい考え。その通りでないと悪と感じる。

12 トンネル視

視野狭窄におちいっていて、否定的な面しか見ない。自分の考え以外は認めない。

5つの枠組みで、自分の問題を解決していく

適応障害の渦中でもとり組める精神療法

認知行動療法は、自らの気づきを重視するため、不調の渦中ではとり組みにくいことがあります。またとり組んでからも時間を要します。効率的に改善するために生まれたのが問題解決療法。現実問題の解決策を考え、行動・検証をくり返すことで、認知を変えていく実践的プログラムです。

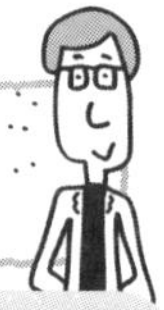

どんなことがありましたか？

A山A子さんのcase

フリーランスのwebデザイナーだったのですが、
生活の安定のために就職することに。配属先は営業部。
もともと内向的で話すのが得意ではなく、
なかなか契約をとりつけることができません。
ある日、同じチームのスタッフの前で 部長 に
成績不振を注意されました。
それ以来、部長を見かけたり、遠くで声が聞こえたりすると、
体がこわばり、頭痛がします。
週に1回の部長とのミーティングの時間が近づくと、
腹痛と吐き気まで起こるようになりました。
部長が自分を辞めさせようとしているのだと不安を覚え、
出社もおっくうになりました。
チームのスタッフはいい人たちなので、
いまの職場でがんばりたいのですが、
どうすればいいかわかりません。

① ストレス因子へのとらわれ

② ストレスコーピングの失敗

③ ストレス反応

▼

診断「適応障害」

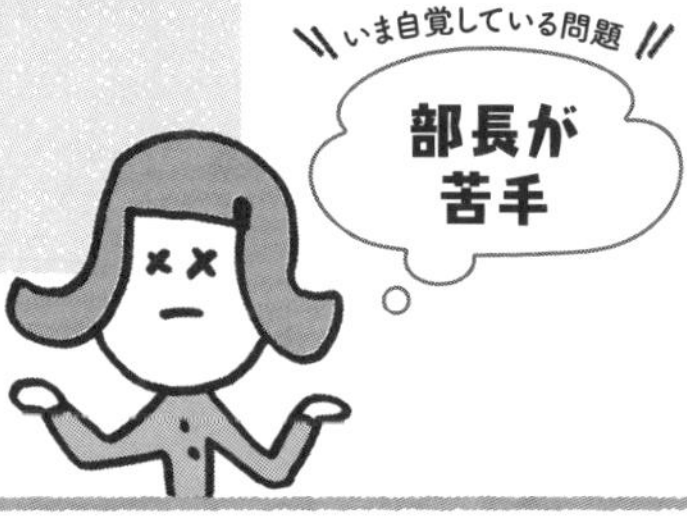

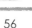

問題解決療法でストレスコーピングの技能を高める

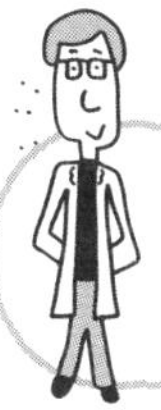

いま自覚している問題

部長が苦手

本人が自覚している問題は、客観性に欠けていて、
漠然としていることが多いもの。
以下のプロセスで、明確にし、解決できるようにしていきます。

評価の後で出てきた課題を、ふたたび問題定義し解決していく。

問題解決療法の5つのプロセス

STEP 1
問題を定義する
まず、扱うべき問題がなにかを明らかにする。
➡P60

STEP 2
目標を設定する
どんな目標を設定し、達成すれば問題を解決できるのかを考える。
➡P64

STEP 3
解決策を創出する
どんな解決策があるのか考えて、できるだけたくさん創出する（ブレインストーミング）。
➡P68

STEP 4
意思決定を行う
提案したなかから、実際になにをやってみるのかを検討する。
➡P72

STEP 5
計画、実行し、評価する
検討したことを計画、実行し、その結果どうだったかをふり返る。
➡P76・80

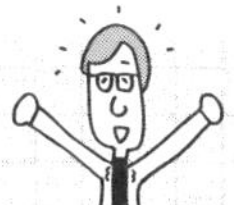

やってみよう!

あなたが問題だと感じていることはなんですか？

異常なストレス反応が出るようになった経緯を、以下のポイントを意識してノートに書いてみましょう。

❶ストレス因子へのとらわれ　❷ストレスコーピングの失敗　❸ストレス反応

レッスン❷ 解説

解決に至るプロセスを頭に描けるようにする

問題解決療法は、T・J・ズリラやA・M・ネズによって開発された認知行動療法のひとつです。社会的問題解決能力が低下したうつ病の患者さんのために、問題解決に特化した技法として生まれました。

解決能力が低下しているときにもできる

適応障害やうつ病、統合失調症、がんの患者さんなどさまざまな心理的問題を抱えた人は、問題解決能力が低下しているために状況の悪化を招き、さらに問題が大きくなるという悪循環のなかにいます。

そのため従来の認知行動療法を実践することは難しく、目の前の問題解決が優先課題となります。

問題解決療法は、こうした患者さんが自ら問題解決能力を回復し、悪循環が断ち切れるようになるためにつくられた体系的プロセスです。

問題解決療法は、基本的に次の5段階で構成されています。

まず問題を明確に定義し（ＳＴＥＰ１）、どうしていきたいのか目標を設定します（ＳＴＥＰ２）。その目標を達成するための解決策を考え出し（ＳＴＥＰ３）、どの解決策を行うかを決めます（ＳＴＥＰ４）。そして計画し実行に移し、結果を評価します（ＳＴＥＰ５）。

とり扱えるレベルに変化させ、解決していく

うまくいったこと、いかなかったことを評価すると、そこに新たな問題が生まれます。ふたたびＳＴＥＰ１に戻り、新たな問題を定義したうえで、同じプロセスをくり返します。

漠然としていた問題を自分が扱えるサイズに分け、ひとつずつ解決していくと、問題解決能力が高まって自信がついてきます。

とくに大事なのは、自由な発想で解決策を創出することです。

ストレスにとらわれているときは八方ふさがりのような気分になりますが、ふと見方を変えると意外な打開策が見つかることがあります。これには、後述するブレインストーミングが効果的です（Ｐ70）。

問題解決療法は実践的なので、認知行動療法で認知を変えるよりも早く効果が得られます。５つのステップをくり返すうち、解決に至るプロセスが自然に描けるようになってくるでしょう。

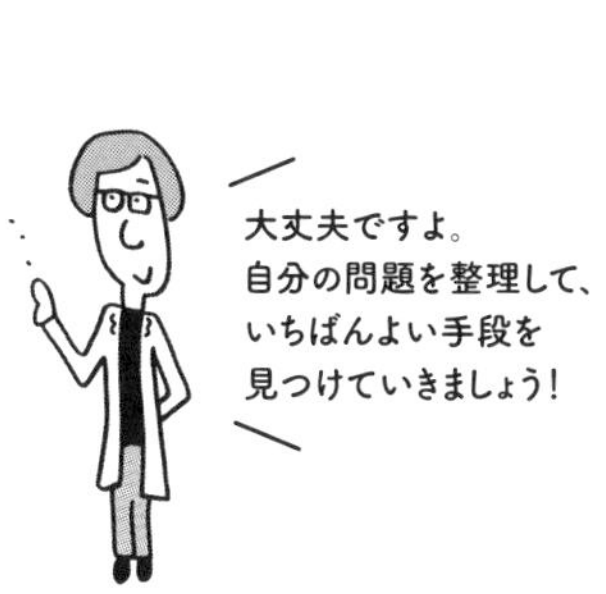
大丈夫ですよ。
自分の問題を整理して、
いちばんよい手段を
見つけていきましょう！

問題を正しくとらえられると解決策は出しやすい

漠然とした問題を明確にする

問題がはっきりしないと、解決策を出しようがありません。私たちは、自分が理想とする状況と、現実とのあいだにギャップがあると、問題だと感じます。まず「ありたい状態／なりたい自分」と「現実の状態」を言葉にしてみます。理想が非現実的すぎるときは、自分がかなえられそうなレベルに再設定してみましょう。

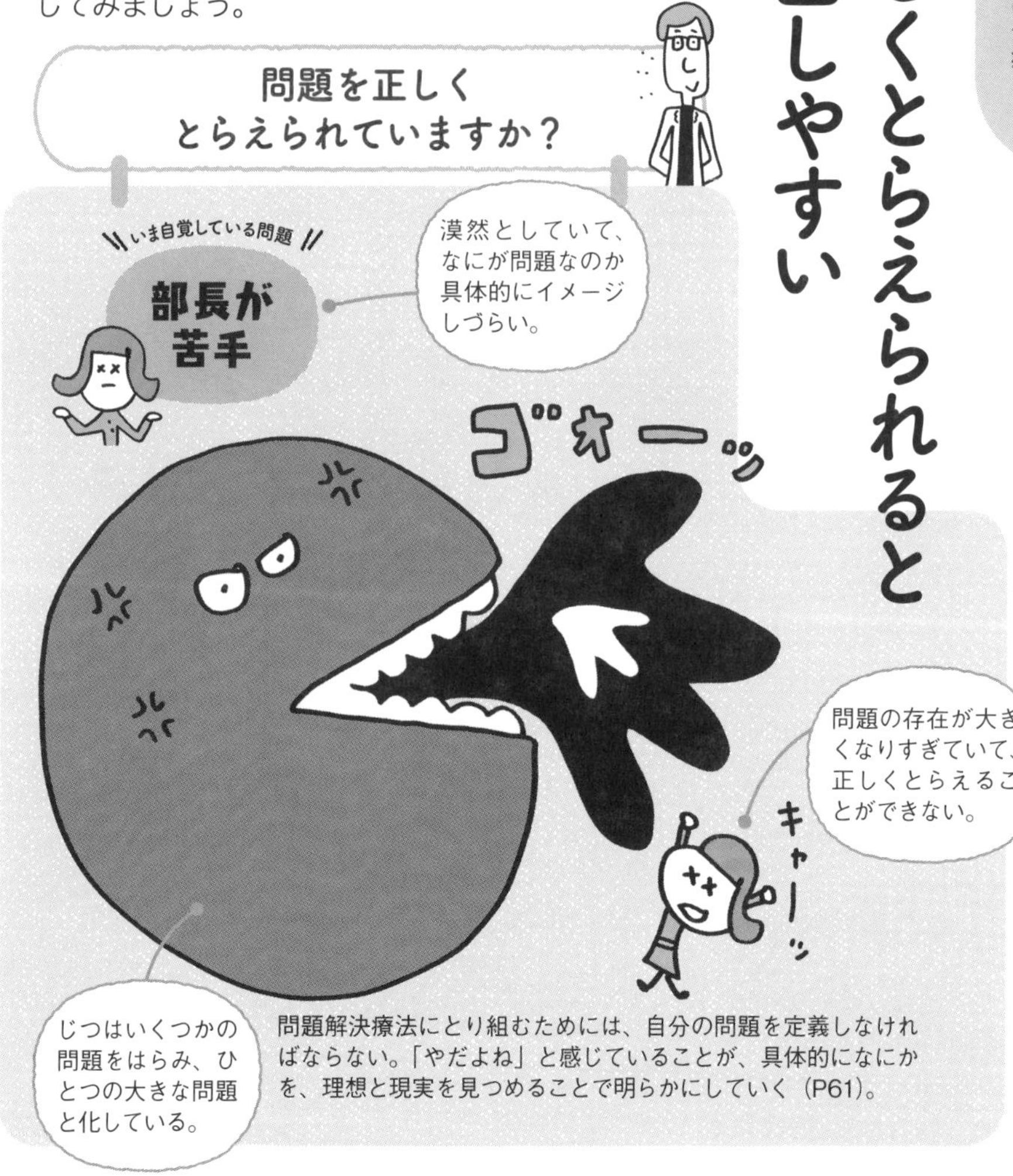
問題を正しく
とらえられていますか？
いま自覚している問題
部長が苦手
漠然としていて、なにが問題なのか具体的にイメージしづらい。
ゴォーッ
問題の存在が大きくなりすぎていて、正しくとらえることができない。
キャーッ
じつはいくつかの問題をはらみ、ひとつの大きな問題と化している。

問題解決療法にとり組むためには、自分の問題を定義しなければならない。「やだよね」と感じていることが、具体的になにかを、理想と現実を見つめることで明らかにしていく（P61）。

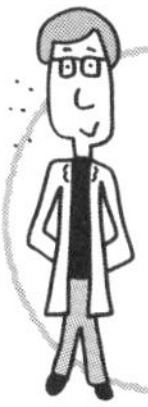

**理想と現実のギャップから問題を定義します。
ギャップが大きすぎるときは、実現可能な理想を再設定し、
ギャップを小さくしてから、解決策を探ります。**

大きすぎるギャップ

現実の状態

営業部にいても契約がとれず、
部長に注意される。

環境・状況をすぐに変えられない。現実的に埋めることが難しい。

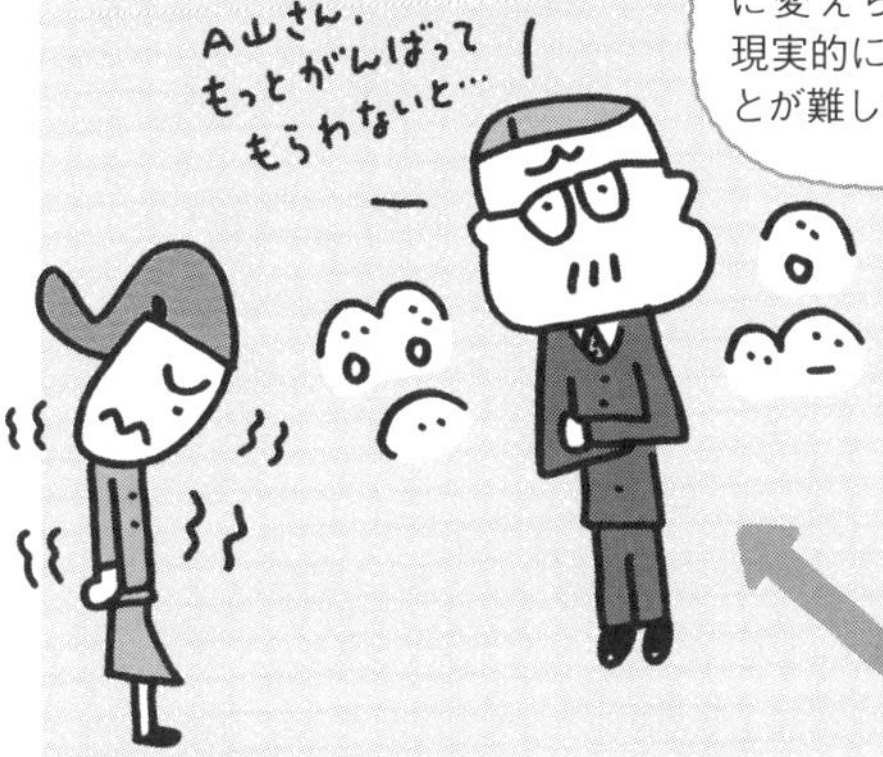
A山さん、
もっとがんばって
もらわないと…

ありたい状態/なりたい自分

部長がいないいまの部署で、
営業成績トップになりたい。

サヨナラー
表彰状
営業部
No.1

実現可能なギャップ

CHANGE

「ありたい状態」の設定を現実的に解決できそうなレベルに変えてみる。

ありたい状態/なりたい自分

営業成績をもう少し上げて、
部長と良好な関係を築きたい。

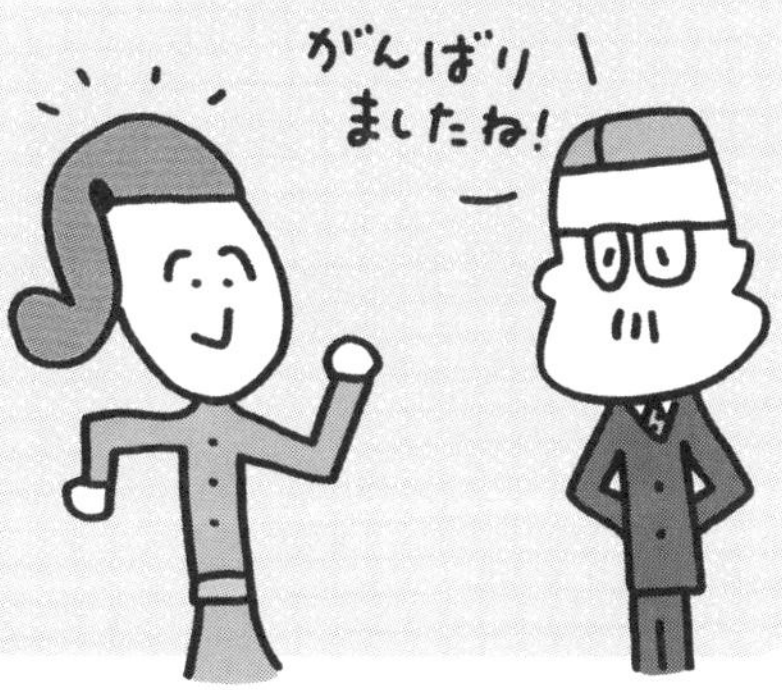
がんばりましたね!

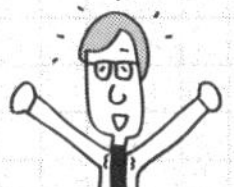

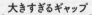

やってみよう!

**直面している現実と
ありたい状態を、
記してください。**

現実の状態

____

____

____

ありたい状態/なりたい自分

____

____

____

レッスン③ 解説

なりたい自分と現実とのギャップについて考える

適応障害は、自分の置かれた環境や状況で生じる問題に、うまく対処できないことから生じます。このため治療のおもな目的は、直面する問題を解決するとともに、問題解決能力を高めることとなります。

理想と現実とのギャップが問題を生じる

では、解決するべき「問題」とは、そもそもなんでしょうか。

人は誰でも人生で大小の問題に直面します。試験に失敗したり、希望する仕事につくことができなかったり。好きな人にふられたり、病気やケガでつらい思いをしたり。

このように紹介すると「失敗すること」が問題のように見えますが、失敗しても、それを問題だと思う人と思わない人がいます。同じ環境で似たような失敗をしても、不満を抱えずに暮らしている人もいるのです。

問題とは、「こうありたい」「こうあるべき」と考えている自分のイメー

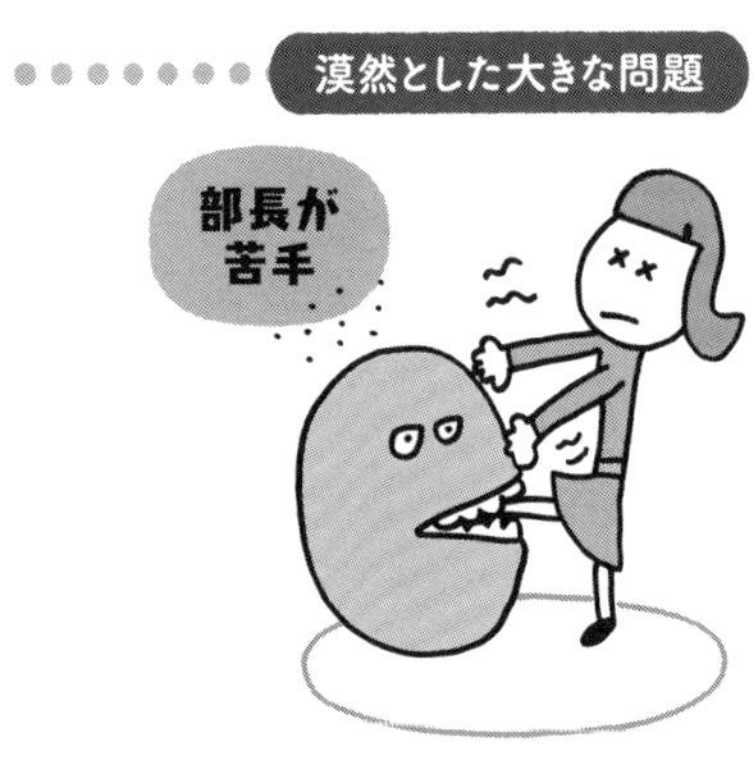
漠然とした大きな問題
部長が苦手

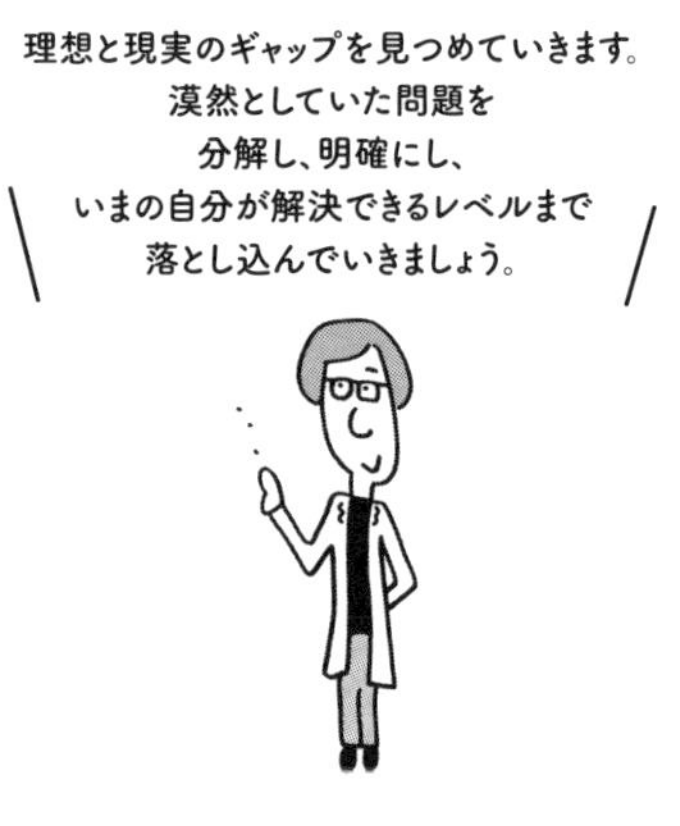
理想と現実のギャップを見つめていきます。
漠然としていた問題を
分解し、明確にし、
いまの自分が解決できるレベルまで
落とし込んでいきましょう。

ジと「現実」とのあいだとのギャップのことです。このギャップが小さく、自分で対処可能と感じることができれば、それほど問題にはならず、ストレスも感じません。ところが、ギャップが大きすぎて自分の手に余ると感じると、問題になります。どう対処していいかわからず不安になり、大きなストレスを抱えることになるのです。

問題をとり扱い可能レベルまで具体的にしていく

適応障害になった人の多くは、問題が漠然としていたり大きすぎたりして対処法がわからず、コントロール不能になった状態です。

そこで、問題を小さく切り分け、対処できる大きさにする必要があります。自分がいま、問題と感じる状況を、できるだけ具体的な言葉で表現し、ひとつひとつ明確に定義していきましょう。

たとえば、異動先での人間関係がうまくいかない場合、本人は「新しい部署で存在感を示して活躍したい」というイメージをもっているかもしれません。だとしたら、漠然と「うまくいかない」とイライラするのではなく、「上司に意見を聞いてもらえない」「同僚と打ち解けられない」など、問題点を細かく分けて考えます。そのうえで、それぞれの対処策を考えていくようにすると解決策を見つけやすくなります。

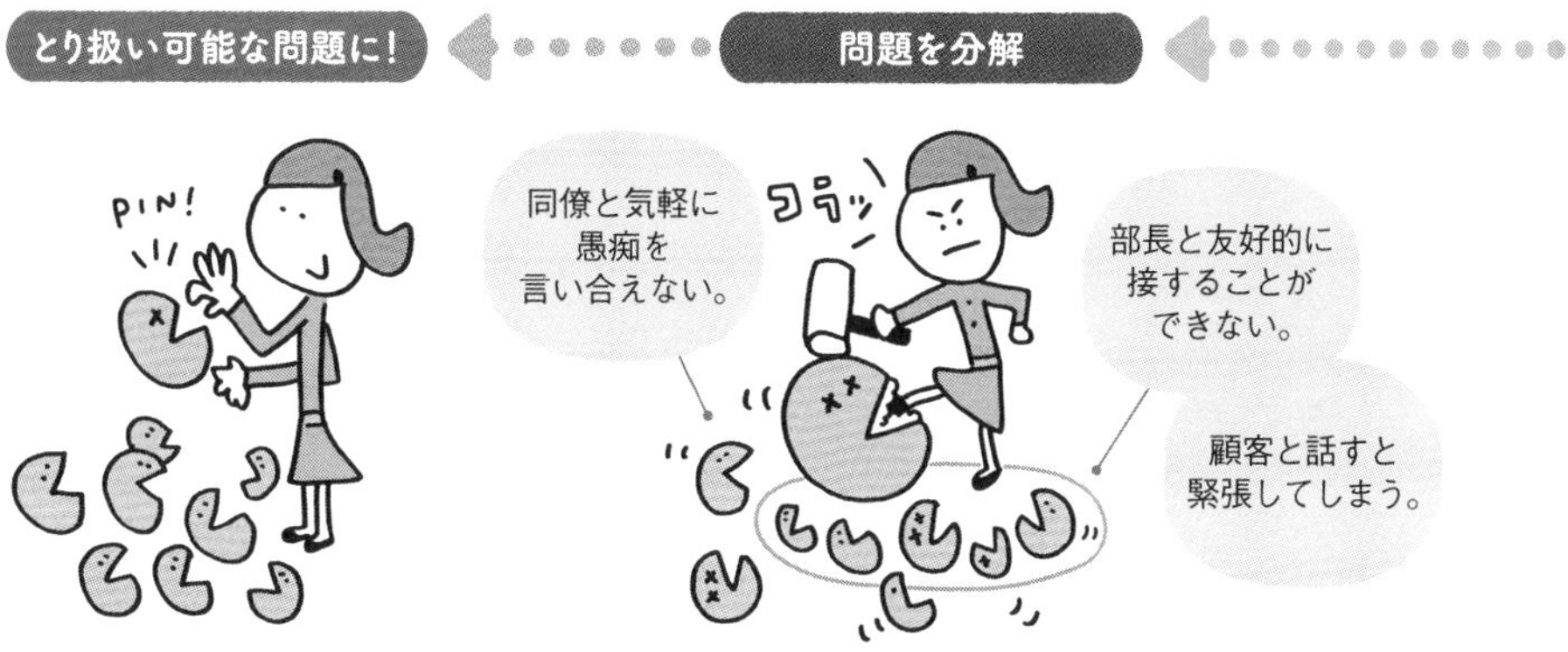
問題を分解
部長と友好的に接することができない。
顧客と話すと緊張してしまう。
コラッ
同僚と気軽に愚痴を言い合えない。
とり扱い可能な問題に!
PIN!

どのような状態を手に入れたいか考える

SMARTゴールを設定する

　問題を定義したら、次は目標設定。なりたい自分のビジョンを描き、達成したいゴールはなにかを考えます。下に示した５つの観点「SMART」を検証し、すべてを満たす SMART ゴールを設定していきます。客観的な視点でゴールを見直し、自分がそれを本当に望んでいるか考えることも大切です。

検証

Specific

具体的である

ビジュアルイメージが浮かぶようにする

あいまいな表現ではなく、それが実現したときのイメージが目に見えるくらい具体的なものに落とし込んでいく。

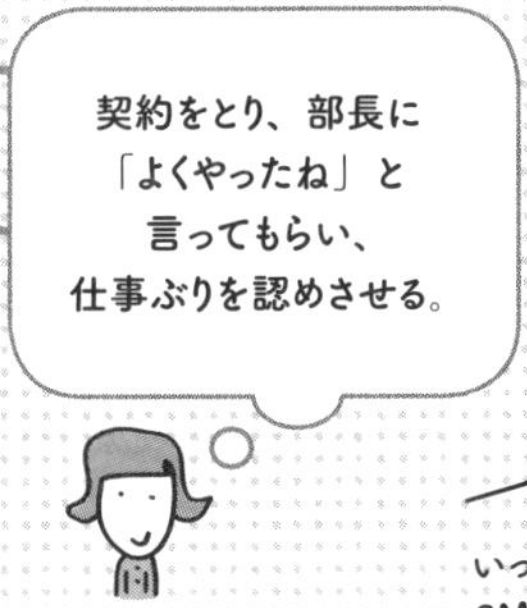
契約をとり、部長に「よくやったね」と言ってもらい、仕事ぶりを認めさせる。

いったんこのレッスンでSMARTの観点で目標の検証をします。現在立てた目標の不備に、気づくはず。次のレッスン5で、たくさんアイデアを出し、再検討してから、最終的な目標を定めていきましょう。

検証

Measurable　測定可能である

目標を数値化し、後で検証できるようにする

目標とする内容を、数字で示す。回数、時間、期間、量、金額、割合など、数字で見える形にすると、実践の結果を検証しやすい。

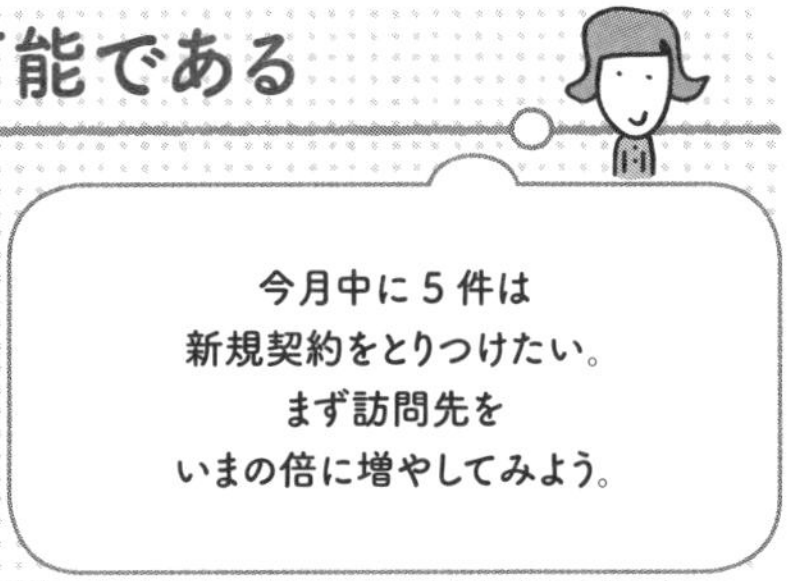
今月中に５件は新規契約をとりつけたい。まず訪問先をいまの倍に増やしてみよう。

Achievable　達成可能である

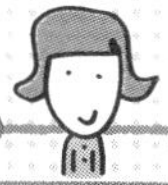

**目標は無理せずに
達成できるレベルの高さにする**

とくに疲労感や疲れやすさなどを感じているときは、半分くらいの力でできそうなレベルにしておく。

> 新規契約の達成はレベルが高すぎるかな。
> 2件ならいけるだろうか。
> 部長と友好的になるために、
> 挨拶することから始めてみようか。

検証

Relevant

大目標と関連している

**適応障害を治す大目標に
つながっている**

設定している目標が、もっと大きな目的である適応障害の克服につながっているかどうか。

> 契約がとれるようになれば、
> クビになるかもという不安が消える。
> 部長の細かい注意も減って
> ストレスがなくなる!

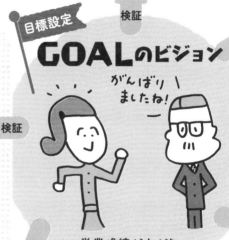

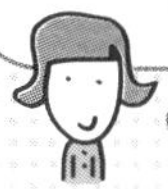

検証

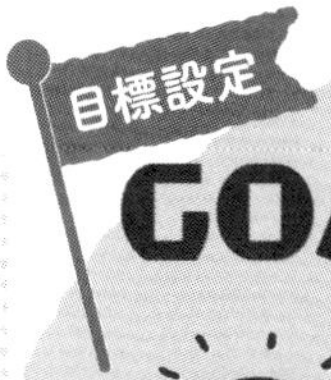

GOALのビジョン

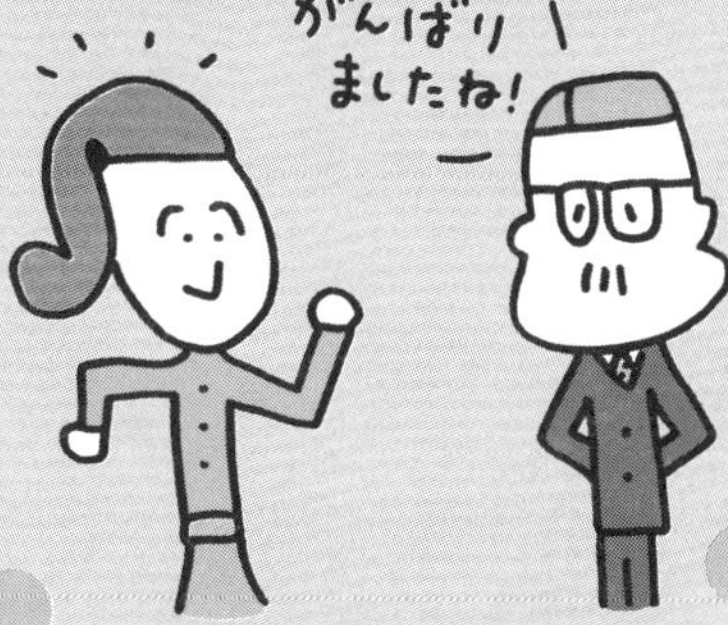

**営業成績が上がり、
部長と友好的な関係を築ける**

現実の状況から「ありたい状態」「なりたい自分」の姿を設定する（P 62）。

検証

Timed　期限が決められている

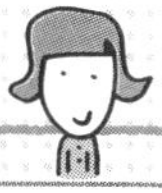

**期限を設けて
先延ばしを防ぐ**

先延ばしをしたり、とり組まなくなったりしないように、いつまでにやるか期限を決めておき、それを周囲に伝えるようにする。

> 1か月の期限でやってみる。
> 週に1回、主治医と会社のB先輩に
> 進捗を報告して話を聞いてもらおう。

レッスン④ 解説

なぜこの目標を達成したいのか。さらに思考を深めていく

問題定義で「ありたい状態／なりたい自分」と「現実の状態」とのギャップが明らかになったら、次のステップは、ギャップを小さくすることです。そのためにはゴールを明確にしなくてはなりません。

ゴールをしっかり設定してからとり組む

ゴール設定には、まず「なりたい自分」のビジョンをつくります。自分がどんな状態になりたいのか、なにを達成したいのか、具体的に考えてみましょう。言葉や図で視覚化するとイメージしやすくなります。

設定したゴールはＳＭＡＲＴの項目で点検します。ＳＭＡＲＴとは、先に説明したように、５つの重要な観点を示すものです。（Ｐ64）

設定したゴールは具体的か、測定可能か、達成可能か、大きな目標と関連しているか、期限が決められているか。これら5つの点をチェックし、すべて満たしていることが確認できれば、ＳＭＡＲＴゴール設定の

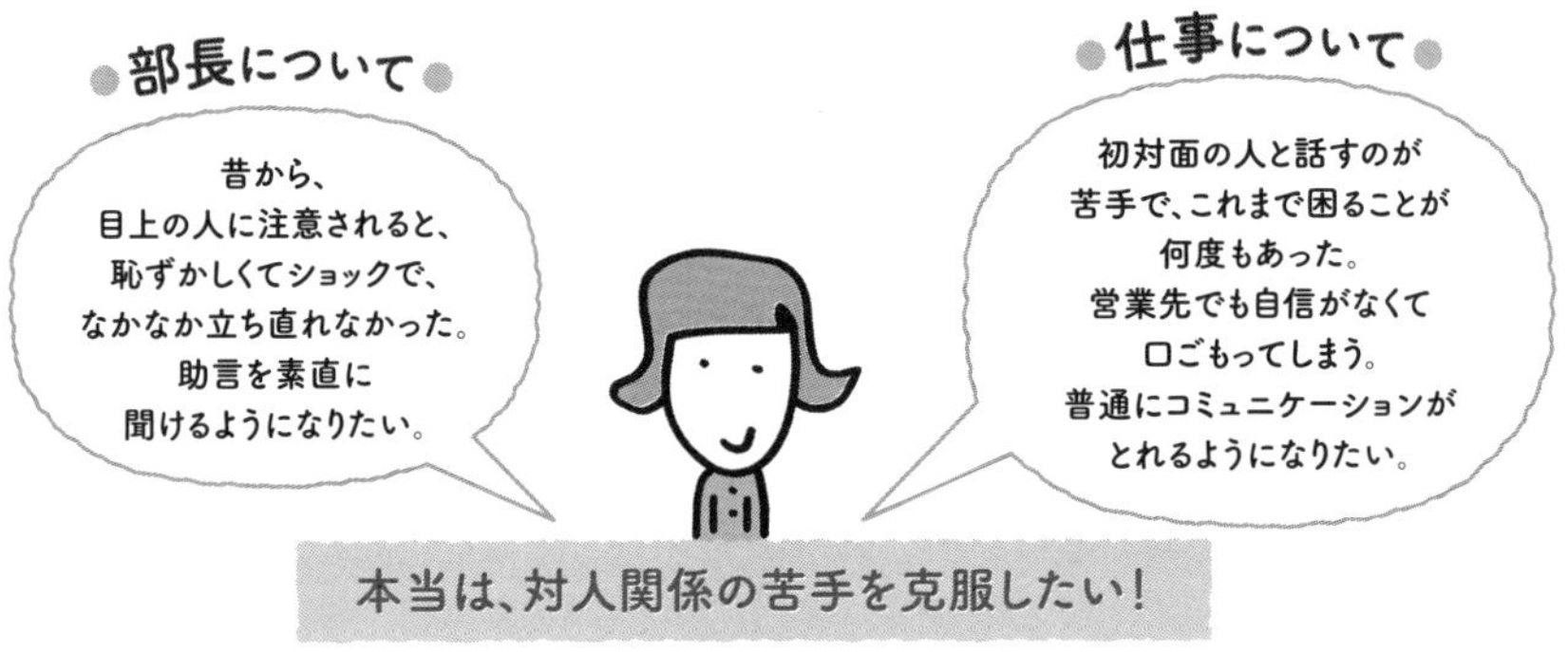
部長について
昔から、目上の人に注意されると、恥ずかしくてショックで、なかなか立ち直れなかった。助言を素直に聞けるようになりたい。
仕事について
初対面の人と話すのが苦手で、これまで困ることが何度もあった。営業先でも自信がなくて口ごもってしまう。普通にコミュニケーションがとれるようになりたい。
本当は、対人関係の苦手を克服したい！

完了です。

ＳＭＡＲＴゴールの観点は、後で行動計画を立てる際にも必要となります。読み進めながらその都度確認してください。

自分の生きづらさがどこから来るのかを検証する

「なりたい自分」を考えるときには、現在の状況だけに留まらず、一歩踏み込んでみることも大事です。

たとえば、会議でひと言も発することができない社員が、「臆せず発言できる自分になりたい」と願ったとします。では「なぜそうなりたいのか」を考えてみると、じつは昔から「リーダーシップをとる人間になりたい」という思いをもっていたと気づくことがあります。

「なりたい自分」は、積極的に組織を動かすイメージなのに、過去に失敗したりして自信を失い、否定されるのが怖くて黙っていたのです。

もちろん、適応障害でストレス反応が強く出ている場合には、環境を変えることが有効です。ただ、生きづらさがどこから来るのかをきちんと検証しなければ、同じことのくり返しになってしまうでしょう。

設定したゴールを見つめ、一歩深めて考えてみることで、本当になりたい自分に気がつくことは珍しくありません。

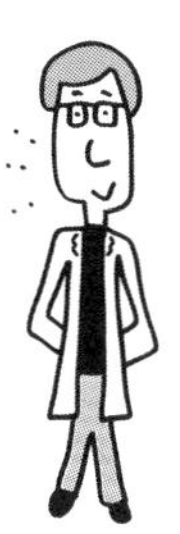

SMARTゴールの設定について理解できましたか？
レッスン4ですんなり設定できなくても大丈夫。
実際には、レッスン5の解決策の創出とセットで行います。
解決策のアイデアを数多く出すことの重要性がわかるはずです。

ゴールに向かう解決策をたくさん考える

ゴールに至るルート、手段はいくらでもある

　ゴールを山の頂上だとすると、麓から頂上まではさまざまなルートがあります。山道を登るしかないと思い込んでいないでしょうか。ブレインストーミングで思い切り自由に発想してみます。鳥の背中に乗ったり、魔法の空飛ぶ道具を使ったり。とらわれていた思考の枠を超え、解決策を広げていきます。

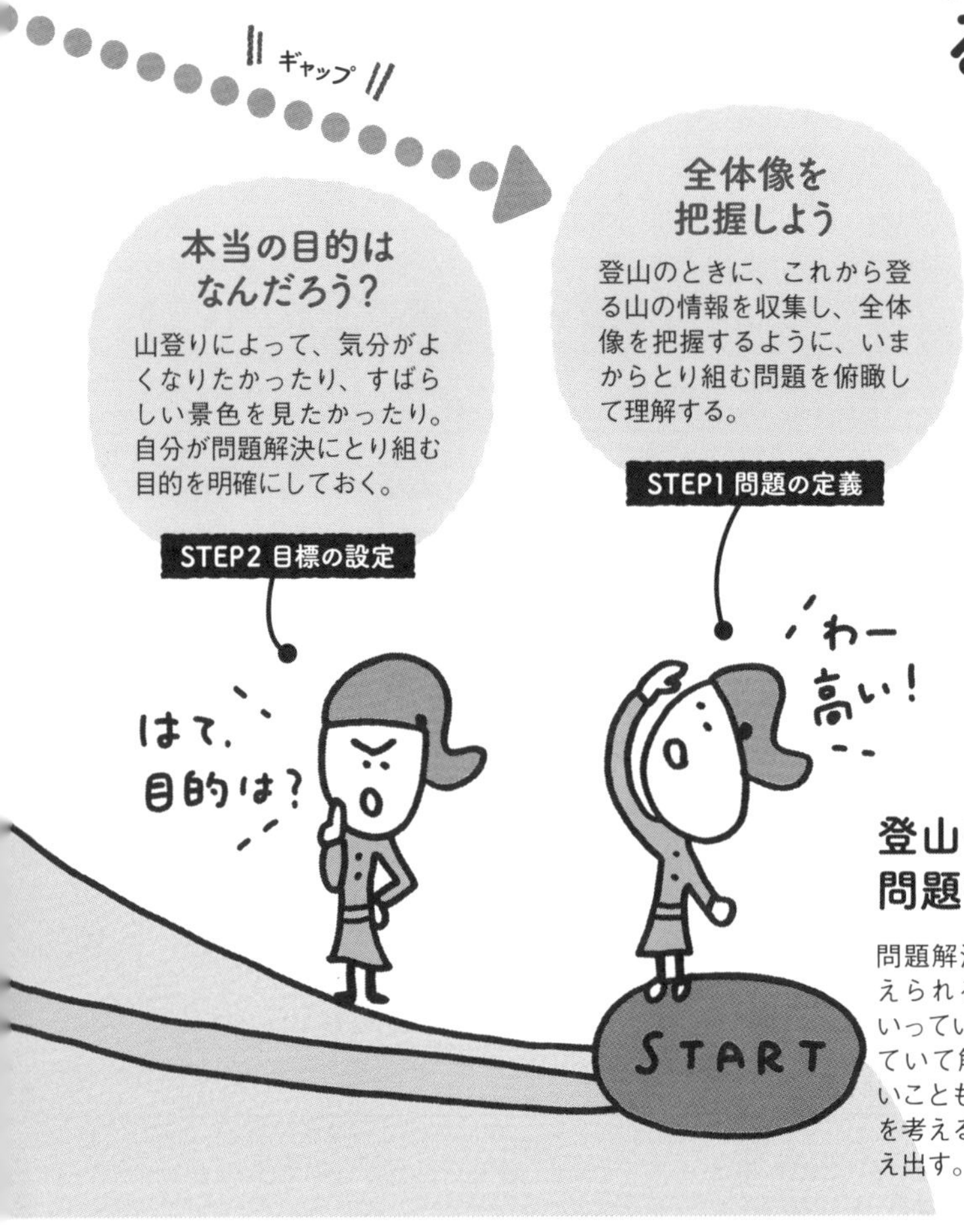
ギャップ
本当の目的はなんだろう?
山登りによって、気分がよくなりたかったり、すばらしい景色を見たかったり。自分が問題解決にとり組む目的を明確にしておく。
STEP2 目標の設定
全体像を把握しよう
登山のときに、これから登る山の情報を収集し、全体像を把握するように、いまからとり組む問題を俯瞰して理解する。
STEP1 問題の定義
はて、目的は?
わー高い!
START

登山をするように問題を解決していく

問題解決療法は登山にたとえられる。適応障害におちいっていると、視野が狭まっていて解決策を思いつかないことも。登山ルートや手段を考えるように、解決策を考え出す。

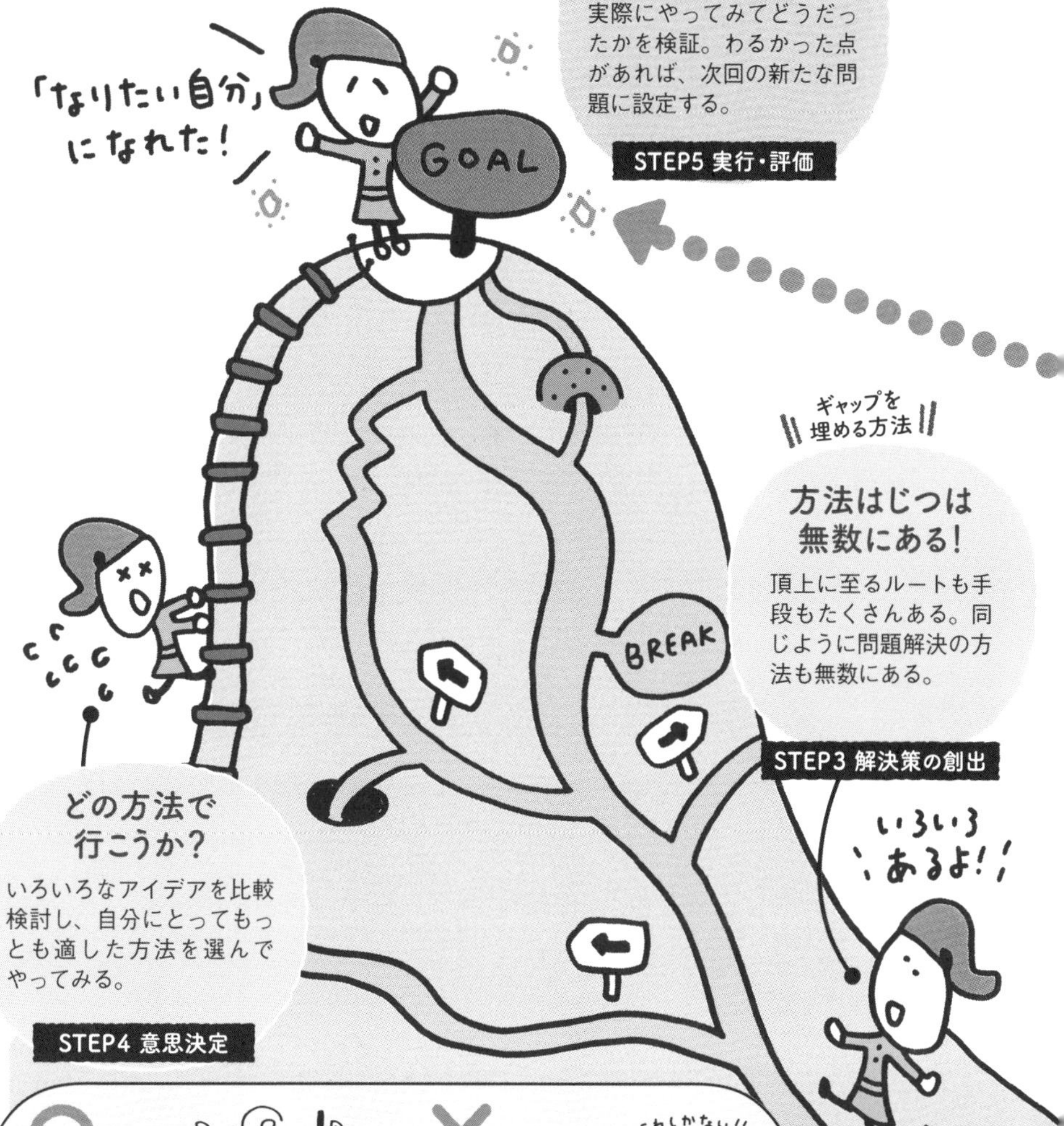
「なりたい自分」
になれた！
GOAL
BREAK
ギャップを
埋める方法
いろいろ
あるよ！

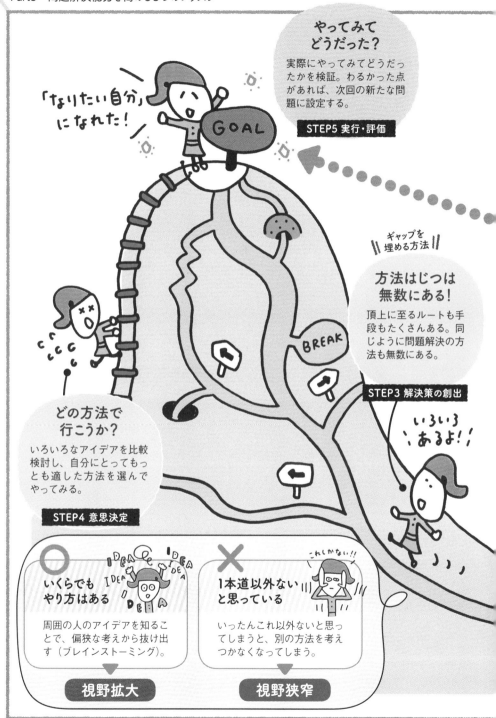

やってみて どうだった？

実際にやってみてどうだったかを検証。わるかった点があれば、次回の新たな問題に設定する。

STEP5 実行・評価

方法はじつは 無数にある！

頂上に至るルートも手段もたくさんある。同じように問題解決の方法も無数にある。

STEP3 解決策の創出

どの方法で 行こうか？

いろいろなアイデアを比較検討し、自分にとってもっとも適した方法を選んでやってみる。

STEP4 意思決定

○ いくらでもやり方はある

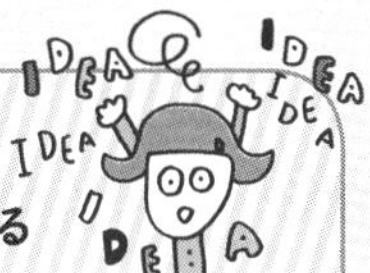
IDEA
IDEA
IDEA
IDEA
IDEA

周囲の人のアイデアを知ることで、偏狭な考えから抜け出す（ブレインストーミング）。

▼

視野拡大

× 1本道以外ないと思っている

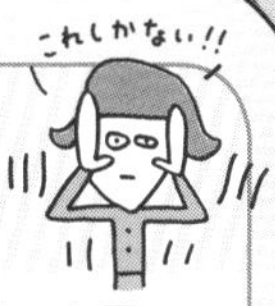
これしかない!!

いったんこれ以外ないと思ってしまうと、別の方法を考えつかなくなってしまう。

▼

視野狭窄

レッスン⑤ 解説

自分の思考の枠からはみ出すことが大事

「なりたい自分」の目標を定めたら、そこにたどりつくための方策を考えます。とはいえ、そもそもそれがわからないために適応障害におちいっているわけで、いいアイデアは簡単に浮かぶわけではありません。

質より量で、みんなでありえないことも挙げる

そこで有効とされるのがブレインストーミング（ブレスト）です。ブレインストーミングとはアメリカで生まれた会議式の集団発想法で、参加者が自由にアイデアを出し合うことによって連鎖的に発想が生まれ、問題解決やアイデア創出につなげていくというものです。

ブレストの原則は、①判断結論を出さない　②粗野な考えを歓迎　③量を重視　④アイデアを結合させて発展させる、の4つ。実現性や是非を問わず「質より量」でアイデアを出していきます。

これがなぜ有効なのかといえば、人はふだん無意識のうちに枠にとら

ブレインストーミング4つの心得

1　すぐに判断・結論を下さない

アイデアにすぐに判断・結論を下さず、アイデアを出す人を萎縮させないようにする。

2　自由奔放にアイデアを出す

多少粗野なアイデアでもかまわない。笑い合いながら、好き勝手にアイデアを出し合う。

3　質より量を重視する

とにかく数多く出すことが大事。時間を区切っておき、その間思いつくまま出し続ける。

4　アイデアを結合、発展させる

アイデアとアイデアを結びつけることで発想が飛躍し、別の新しいアイデアに昇華させる。

われているからです。通常はそれで問題ありませんが、壁にぶつかったときや新たな打開策が必要なときには、同じ発想では乗り切れません。

とくに、合わない環境で適応障害におちいった場合にはことさら思考が堂々巡りし、ひとりで煮詰まってしまいます。

ブレストは常識や現実の状況にとらわれない方法なので、枠を壊して自由な発想を生む力を与えてくれます。重い荷物を背負って山道を登ることしか考えていなかったのに、少し発想を変えた結果、ラクラクと頂上に到達する妙案が浮かぶこともあるのです。

グループLINEなどでブレストをしてみる

ブレストは基本的に集団で行います。できるだけ多様な人と行ったほうが、多様な発想が生まれるからです。

いままで話したこともない人や、まったく異なる分野や業界の人と行うと視野が広がり、自分を縛っていた固定観念に気づくことができます。ＳＮＳやグループＬＩＮＥを使ってもいいかもしれません。

もちろん家族でとり組んでもかまいません。ただし、問題解決という目的ばかり意識すると自由な発想ができなくなります。とくに親など年長者が本人を説教したり、否定したりしないよう注意しましょう。

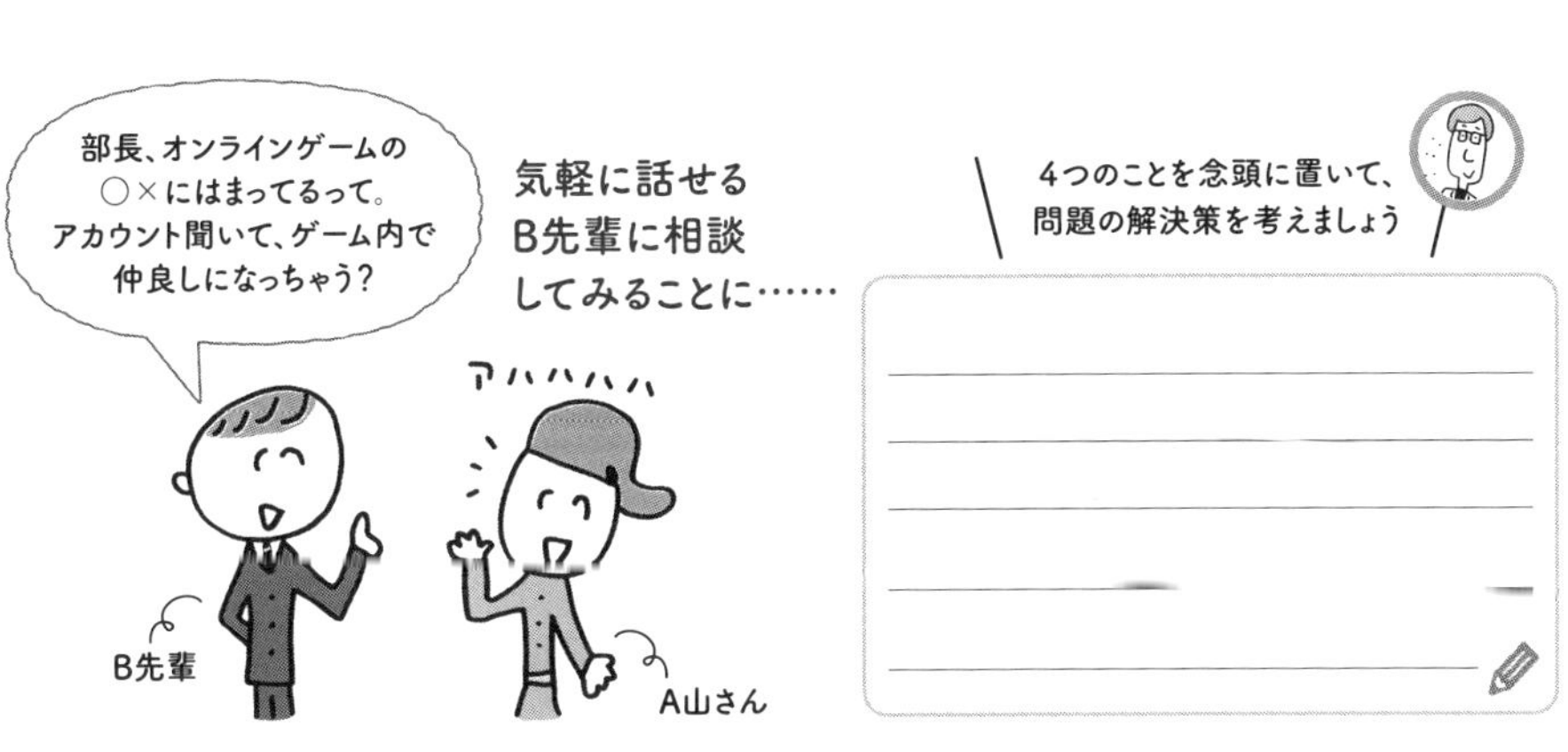
部長、オンラインゲームの
○×にはまってるって。
アカウント聞いて、ゲーム内で
仲良しになっちゃう？
気軽に話せる
B先輩に相談
してみることに……
アハハハハ
B先輩
A山さん
4つのことを念頭に置いて、
問題の解決策を考えましょう

メリット、デメリットを検討し、ポジティブな解決策を選ぶ

利益と損失を検討する

解決策のなかから、実際にどれを実行するのか決めます。重要なのは、意思決定に影響しがちなバイアス(下図)を認識し、合理的な決定を下すことです。そのためによく使われるのが、選択肢の利益(Pros《プロ》)と損失(Cons《コン》)を書き出して判断するPros/Cons分析です。

Check 1

利用可能性バイアス

過去の成功体験にとらわれていないか?

いまの状況には当てはまるのかどうかを検証せずに、かつてうまくいったことをくり返しやすい。くり返すことで、それが強化されていく。

Check 2

現在バイアス

面倒に感じ、先延ばしにしていないか?

後回しにするほうがラクに感じ、面倒で心理的な負担が大きいことは、理由を探して先延ばしにしてしまう。

Check 3

損失回避性バイアス

損失を過剰に大きく見積もっていないか?

解決策を実践することで得られる利益より、それをしたときに受ける損失を、約2.5倍大きく見積もってしまう。

バイアスとは
先入観や思考の偏り
のことです!

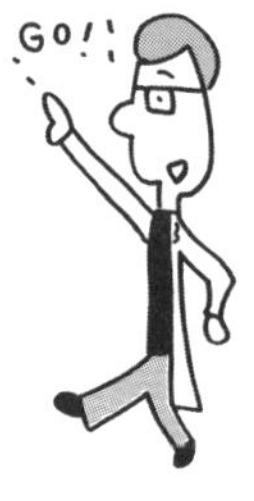

バイアスと重要度を検証して結論を出す

Pros/Cons 分析には下表を用います。Pros の欄には解決策による利益を、Cons の欄には損失を記します。判断にバイアスがかからないように、３つのバイアスの観点もチェックしてください。次に、各項目について自分にとっての重要度を考えて数値化します。最後に、それぞれの点数を合計。Pros の合計から Cons を引いた結果が＋《プラス》か－《マイナス》かで判断します。この作業は、自分がなにに価値を置くのか気づかせる効果もあります。

A山A子さんの解決策を検証！

部長に自分から朝晩挨拶しにいく

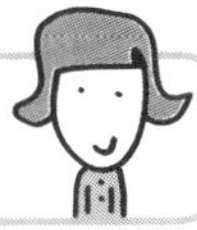

検証

《点数の基準》
3＝もっとも重要　2＝重要
1＝少し重要　0＝重要ではない

Pros（利益＝メリット）	点数	Cons（損失＝デメリット）	点数
部長に慣れることができる	2	周囲から「媚びをうっている」と思われる心配がある	3
部長の私に対する印象がよくなる	3	部長から「うざい」と思われる危険がある	3
周囲にも友好的でマナーがよい人だという印象を与えられる	2	他の人にも挨拶をしなくてはならず、面倒くさい	1
部長との会話のきっかけが得られる	3	笑顔が不自然にならないか心配	1
部長のなかで私の存在が大きくなる	2	挨拶のタイミングを見極めるのが大変	3
部長が私にポジティブな言葉をかけてくれるかも	3	社交的だと思われ、みんなから話しかけられると疲れてしまう	0
他人に対する緊張感が減る	3	部長の機嫌がわるいときはいやな顔をされるかも	1
計18点		計12点	

結論

「部長に自分から挨拶をしにいく」ほうがメリットが大きい！

レッスン⑥ 解説

損失を回避することで、どうありたいかが明確になる

従来の価値観にとらわれない自由な発想で複数の解決策が創出されているはずです。そこで次のステップは、実行に移す最善のプランを決定します。このとき使われるのがＰｒｏｓ／Ｃｏｎｓ分析です。

3つのバイアスに影響されていないか

Ｐｒｏｓ／Ｃｏｎｓ分析はビジネスで用いられる意思決定法です。複数の選択肢について、それぞれＰｒｏｓ（利益）とＣｏｎｓ（損失）を書き出し、利益の合計点から損失の合計点を引いて総合的な利益を数値化します。

非常に合理的な意思決定法ですが、注意が必要なのは私たちの判断に影響する無意識のバイアスです。おもに「利用可能性バイアス」「現在バイアス」「損失回避性バイアス」の３つがあります。

利用可能性バイアスは、過去の成功体験によるバイアスです。人は、

Pros/Cons分析であなたの解決策を検証しよう！

解決策

結論

前にうまくいったから今回も大丈夫だと考えがちなので、現在の状況に照らし合わせず同じことをやろうとします。

現在バイアスは、いまの価値観を優先させるバイアスです。たとえば面倒なことがあると、「できない理由」を探しては後回しにします。

損失回避性バイアスは、得られる利益より損失を過大に見積もるバイアスです。人は同じ金額を得る喜びより失う落胆のほうが大きいとされているので、合理的な判断ができない場合があります。

いまの自分の価値観を再確認するために行う

Ｐｒｏｓ／Ｃｏｎｓ分析では、解決策についての利益と損失をすべて書き出し、各項目の重要度を０から３の点数で数値化します。３つのバイアスの観点に照らし合わせながら行い、最後に各欄を合計し、ＰｒｏｓからＣｏｎｓを引いた数値が総合的な利益評価です。

この分析は、利益と損失を客観的に数値化するため、損失を過大に見積もる損失回避性バイアスの影響を抑えることができます。

また、いまの自分にとっての重要度を考えながら点数化するので、過去と現在が切り離され、いまの自分にとってなにが大事なのか、価値観を明らかにする効果もあります。

Pros（利益＝メリット）	点数	Cons（損失＝デメリット）	点数
計	点	計	点

SMARTゴール設定で再検討。行動計画を具体的に記す

SMARTゴールでベースプランをつくる

実行するべき解決策を決めたら、具体的な行動計画を立てます。このときふたたび計画がSMARTゴールに合致しているかをチェックします。

まず作成するのは、必ず達成すべきベースプランです。7～8割は達成に自信がもてるような計画を設定します。

ベースプランをつくる

＼必ず達成する！／

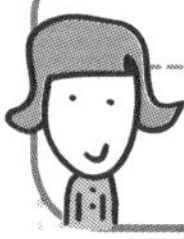

解決策 **部長に自分から挨拶する**

Specific | 具体的である

部長に「おはようございます」「お疲れ様です」と言う

Measurable | 測定可能である

1日2回は声をかける

Achievable | 達成可能である

出社時、退社時だけは挨拶する

Relevant | 大目標と関連している

部長と友好的になり、職場が快適になる

Timed | 期限が決められている

1か月間、出社した日に行う

実行予定

これから1か月間、出社時と退社時の1日2回、部長に「おはようございます」「お疲れ様です」と挨拶をする

バックアッププランとドリームプランを用意する

環境や状況が変わってベースプランが達成できなくなったときのために、「最低限これだけは行う」というバックアッププランも作成しておきます。どんなにきちんと計画しても、なんらかの要因でできなくなることはあります。リスクマネジメントとしてバックアッププランは非常に重要です。予想以上にうまく行ったときのために、ドリームプランも用意します。一歩先のイメージをもち臨むことでモチベーションも上がります。

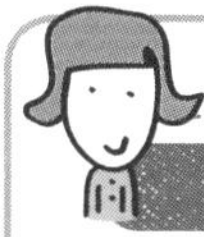

バックアッププランをつくる

達成できないとき用に

ベースプランが達成できないような事態になったときのために、代替案をつくっておく。

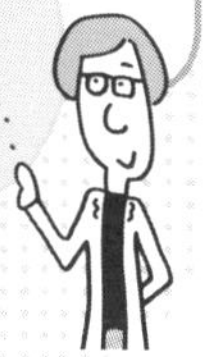
できなくなる
シチュエーションを、
あらかじめ予測したうえで、
どうするか決めておくと
着実にとり組めます!

「部長の機嫌がわるそうなときは、B先輩に協力してもらって話しかける」

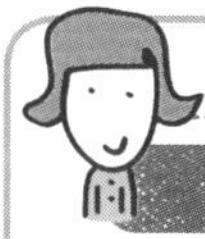

ドリームプランをつくる

すごくうまくいっているとき用に

ベースプランが奇跡的にうまくいったときのために、別の目標も立てておく。

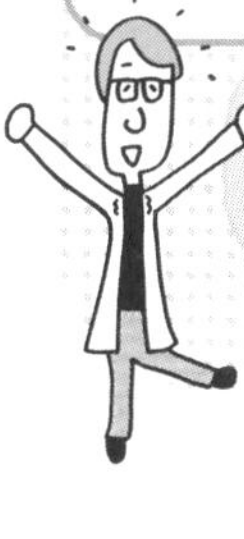
ここでは
すぐには実現できないけど、
「こうなったらいいな」という
目標を掲げてください!

「部長と世間話ができるようになる」

「誰にでも社交的にふるまえるようになる」

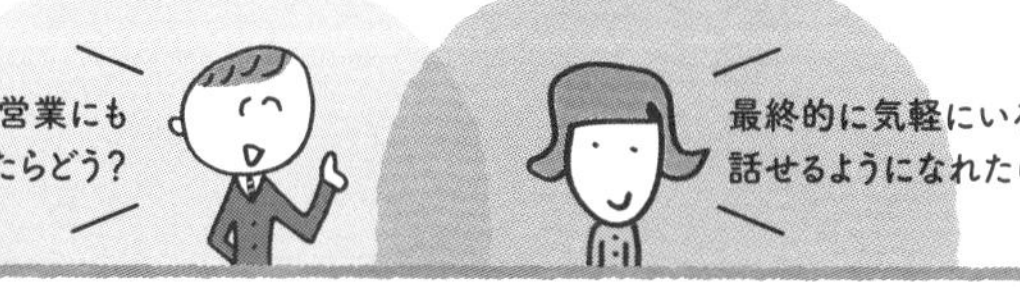
しばらく僕の営業にも
同行して見学してみたらどう?
最終的に気軽にいろいろな人と
話せるようになれたらなぁ。

レッスン⑦ 解説

いままで思いつかなかった解決策を意識的にとり入れる

ＳＭＡＲＴゴールは解決策の有効性を高めるのに欠かせない視点ですが、プラン作成時にとらわれすぎると自由な発想ができなくなってしまいます。注意しながら利用しましょう。

各段階でSMARTゴールの設定を利用する

問題解決に向けた目標設定のステップではＳＭＡＲＴゴールの検証が必要です。ただし、最初に具体性や達成可能性を厳しく考えすぎると解決策の幅が狭くなってしまうので、ここでは少しでも達成できそう（Ａ）で問題が解決しそうな（Ｒ）目標を暫定的に掲げます。

次の解決策創出ではブレストを使い、「私が○○する」という具体的な（Ｓ）計画を考えます。最終的なＳＭＡＲＴゴールのチェックは、次の意思決定のステップで行います。

解決策創出と意思決定のステップで大切なのは、ふたつの段階を切り

あなたの解決策をSMARTゴールの設定で再検証してみよう！

解決策

Specific 具体的である

Measurable 測定可能である

分けることです。ふだん私たちは解決策を思いつくと、その都度実現性や利益を考えます。しかし、このやり方では、解決策が生まれにくくなります。そこで、解決策創出の段階であらゆる選択肢をテーブルに載せておき、意思決定の段階で判断するという切り離されたプロセスが大事なのです。

この方法は自分の思考の枠を超えることが必要なので、本来はグループで行います。個人で行う場合には医師やセラピストなどとブレストを行い、部分的にホームワークとして家族や友人と行うと効果的です。

どんな条件でも行動できるように計画する

意思決定で解決策を選んだら、具体的な行動計画をつくります。作成するのはベースプラン、バックアッププラン、ドリームプランの3つです。ベースプランは7~8割は達成する自信がもてるように設定します。バックアッププランは、ベースプランが実行できないときのリスクマネジメント用。最悪の事態が生じても、「最低限これだけは行うこと」をリストアップしておきます。ドリームプランは、予想外にうまく運んだときのプラン。「ここまでできたらすごい」という目標を明確にイメージすることは、今後も達成への強い動機づけになります。

Achievable　達成可能である

Relevant　大目標と関連している

Timed　期限が決められている

実行予定

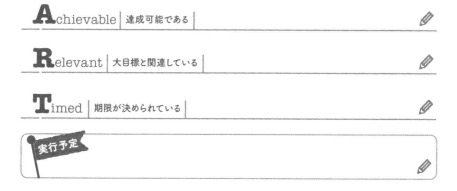

期限を区切り実践し、よい影響、わるい影響を考える

とり組んだ成果を検証する

いよいよ実行です。最低１週間の期限を設定し、期限終了まで必ず続けてください。

実行後はいつ、どこで、誰と行ったかを記録し、目標達成度を100％で評価します。また、よい影響とわるい影響を記録して目標の見直しを行い、見つかった課題から新たな問題を再定義します。

1　どんなことをしたのか？

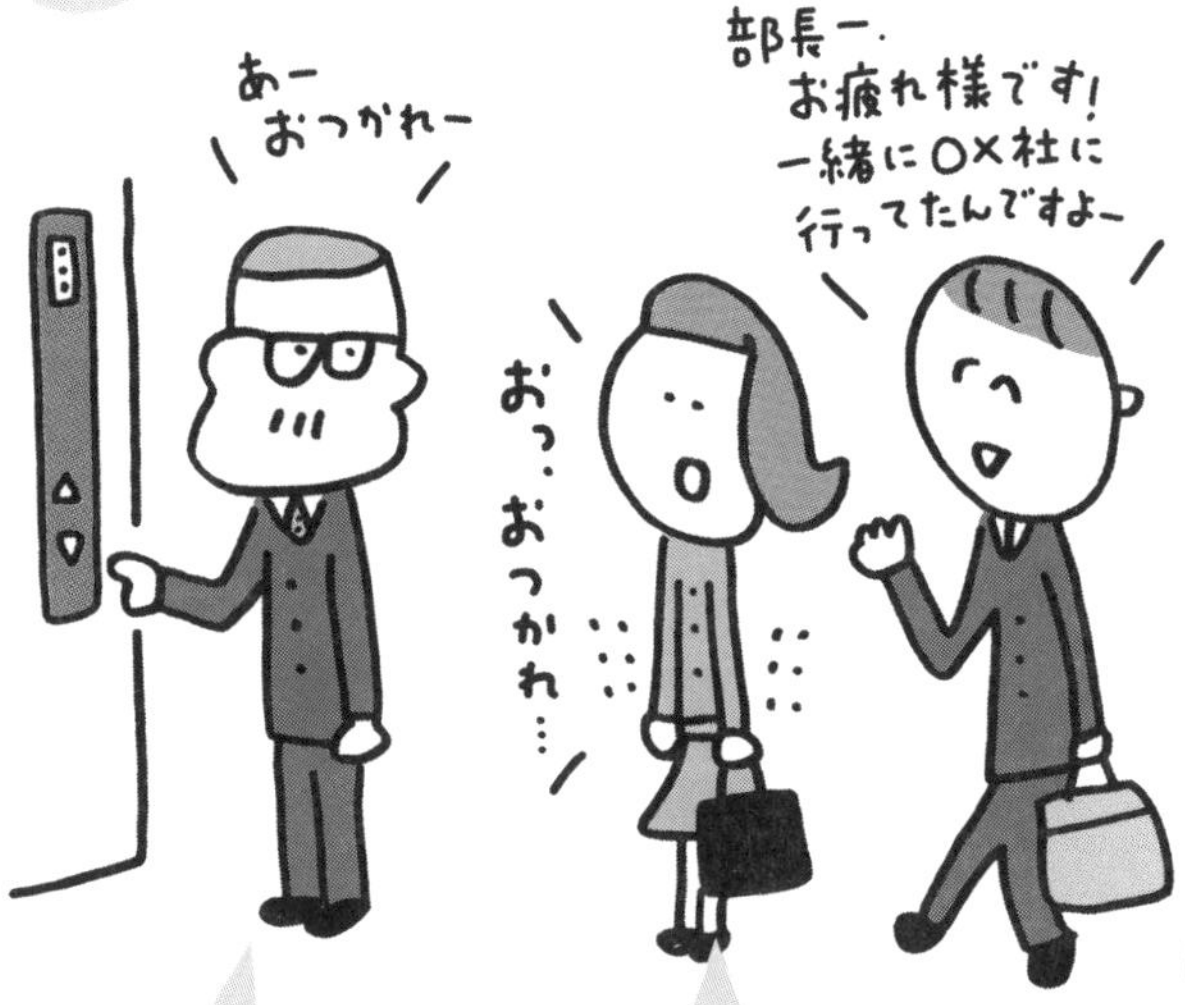
あー
おつかれー
部長ー。
お疲れ様です！
一緒に○×社に
行ってたんですよー
おっ、おつかれ…

いつ？
- 夕方、営業から戻ってきた

どこで？
- エレベーターホールで

誰と？
- 部長に
- B先輩と一緒に

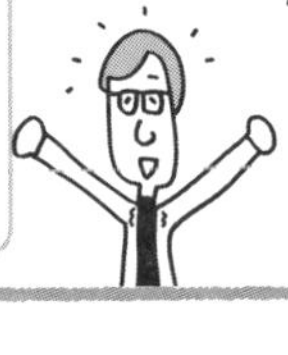
なにを、いつ、どこで、
誰と行ったのかを
記します！

○月△日　B先輩の営業に同行した帰り、エレベーターホールで部長を見かけたので、一緒に挨拶をした。B先輩の横にいて自分からはあまりにこやかに声を出せなかったが、部長は友好的だった。

「達成」という言葉を使っていますが、
「自分がどのくらい満足できたか」で
パーセンテージを決めればいいですよ！

2 どのくらい達成したか？

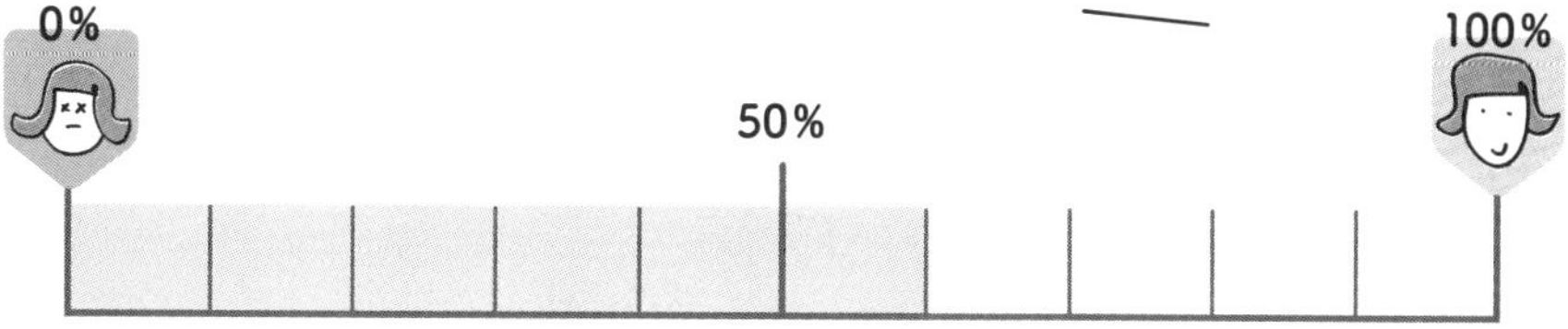

達成度

60 %

Comment

友好的な雰囲気にはなったので、気持ちがラクになった。
でも、自分からはうまく挨拶できなかった。

3 よい影響、わるい影響はあったか？

よい影響	わるい影響
●部長が少し友好的になった気がする ●B先輩は協力的に指導してくれる ●営業トークをB先輩から学べる ●朝早起きになった	●B先輩の営業同行の時間ぶん、自分の仕事が溜まってしまった ●B先輩のようにしゃべれなくて、自信を失う ●部長が帰る前に退社しづらくなった

よい影響があり、
達成感を得られたら、
目標をさらに高く設定する。

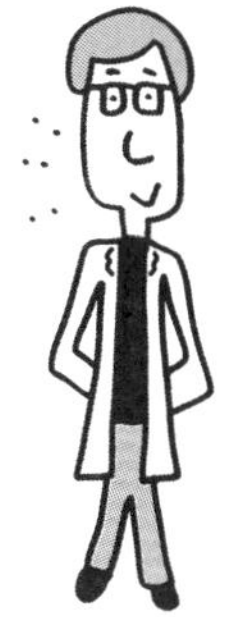

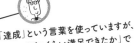

わるい影響があったら、
そこに新しい課題がないか
探し、解決していく。

実践と評価をくり返すと「ラクでいられる自分」になれる

具体的な行動計画を立て、ＳＭＡＲＴゴールの最終点検ができたら、実行に移します。通常の問題解決療法では、最低でも1週間の期限を設定して開始します。

正しく評価するために、記録とレビューを

期限を設定したら、必ずその期間内は続けてください。

はじめの頃はうまくいかないとすぐにやめたくなりますが、それでは正しい評価ができません。一定期間続けても効果がないとわかれば、計画を変更します。期限以上長く続ける必要はありません。

効果を正しく評価するには、記録とレビューが不可欠です。

プラン実行後には、なにを、いつ、どこで、誰と行ったかを記録します。また、目標の達成度を１００点満点で点数化します。点数はそれほど厳密でなくてかまいませんが、自分の満足度を数値化しておきましょう。

行動は「機能した」かどうかで確認する

行動療法で用いられる手法に「機能分析」があります。これは、問題行動を「行動がもたらす機能」に注目して分析するもので、①状況　②行動　③その直後の結果、に分けて考察します。問題解決なら、①問題が生じる状況のなかで、②解決策を実行し、③どんな結果が得られたかを分析するわけです。得られたのがいい結果なら「機能した」、わるい結果なら「機能しなかった」として別の解決策を考えます。

課題が見えたらまた同じサイクルで解決する

設定期間終了後には、レビューをもとにフィードバックを行います。解決策の実行でよい結果が得られた場合には、この解決策が有効と考えて継続するか、さらに高い目標を設定します。望んでいない結果が出た場合には、この解決策は有効ではないので別の行動に変更します。

このプロセスは、行動療法で用いられる機能分析をベースにしています（P82）。機能分析を問題解決療法に応用すると、①問題定義（「部長が苦手でつい避けてしまう」状況）②解決策の実行（「日常的な挨拶をする」行動）③結果、となります。行動によって状況がラクになったと感じれば、解決策が機能したと考えます。行動してもラクにならなければ、この解決策では機能しないと判断します。

解決策を実行してもラクにならない場合、より本質的な問題に気づくこともあります。そのようなときには、新たな問題定義から始めて解決策創出、意思決定、行動計画の実行まで同じサイクルをくり返します。

人の思考パターンは長い年月をかけて形成されているので、簡単に変えることはできません。けれども、こうして時間をかけて問題解決療法を続けていけば、必ずよい結果が得られます。

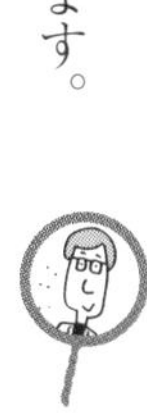

あなたの解決策の実行の結果を評価してみよう！

私の解決策の実行……

達成度

0%　　50%　　100%

よい影響

わるい影響

問題解決マップ

年　　月　　日

このマップを活用して、
自分の問題を整理し、解決策を見つけ、
実行していきましょう！

1 私の問題を記す

ありたい状態／なりたい自分

ギャップ

私の問題

現実の状態・自分

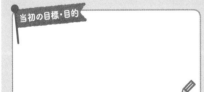

2 SMARTゴール設定で目標・目的を検討

Specific ● 具体的である

Measurable ● 測定可能である

Achievable ● 達成可能である

Relevant ● 大目標と関連している

Timed ● 期限が決められている

当初の目標・目的

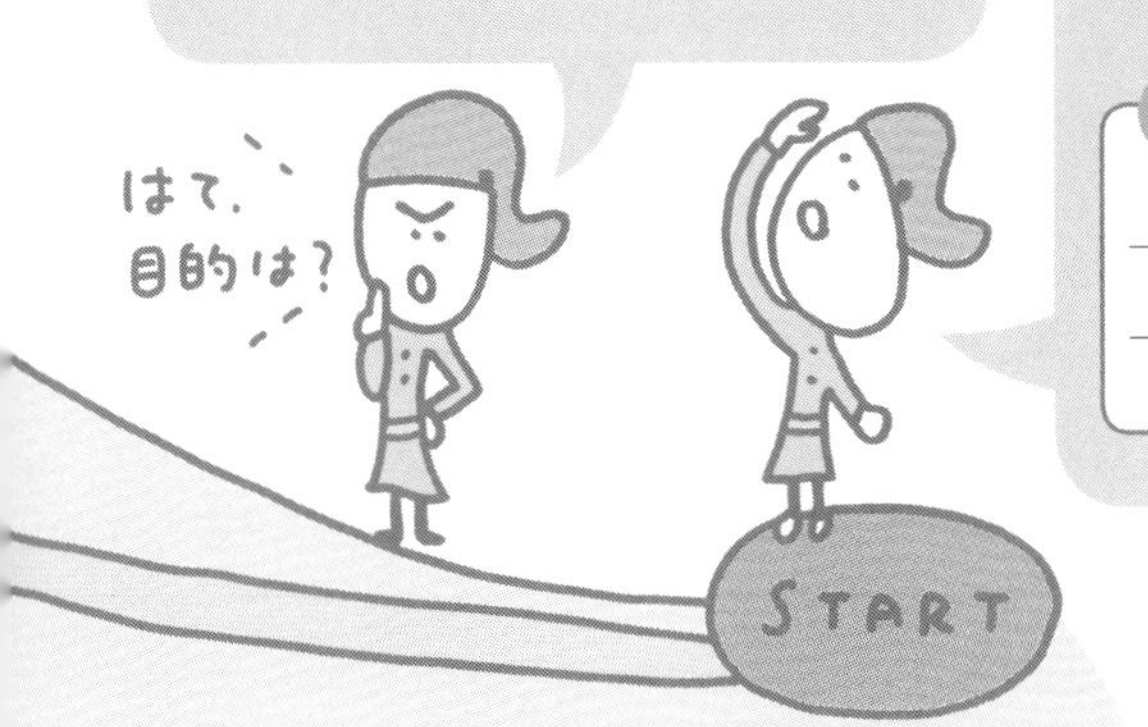

⑥ 達成度を測る

0%　　　　50%　　　　100%

⑦ よい影響・わるい影響を書き出す

よい影響

わるい影響

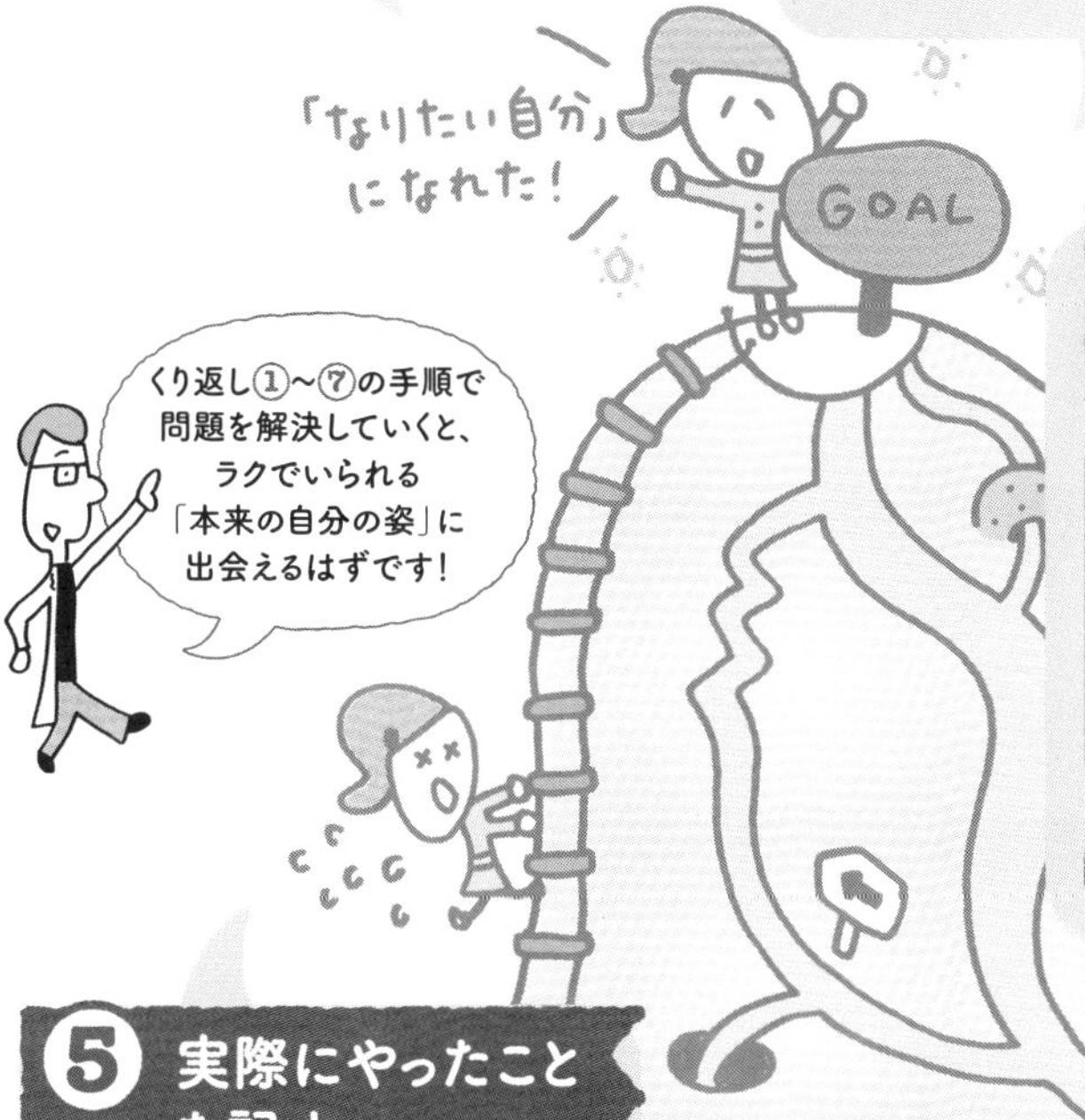
「なりたい自分」になれた!
GOAL
くり返し①〜⑦の手順で問題を解決していくと、ラクでいられる「本来の自分の姿」に出会えるはずです!

③ いろいろな解決策を創出する

＊Pros／Cons分析で検討
➡P72

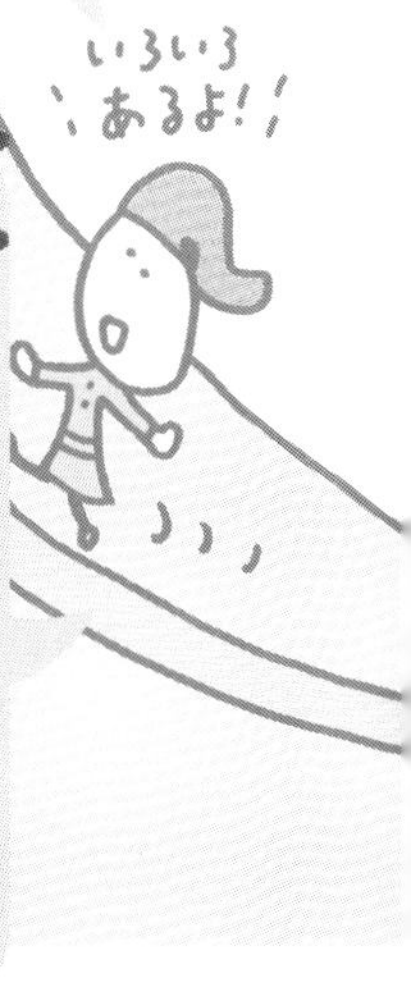
いろいろあるよ!

⑤ 実際にやったことを記す

いつ

どこで

誰と

なにを

④ 行動計画を立てる

●ベースプラン

＊SMARTゴール設定で再検討 ➡P76

●バックアッププラン

●ドリームプラン

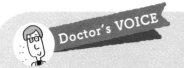

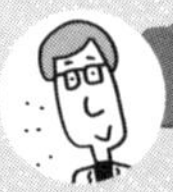

Doctor's VOICE

大病や家族間の問題で目標達成が難しいときは……

「病気の自分」から新たな自分を再構築

がんなどの生死にかかわる大病を患ったときには、本人も周囲の人も適応障害を発症しやすくなります。

「健康でいたい」「健康でいてほしい」という「ありたい状態」を実現するのは難しく、それゆえ現実とのギャップが埋められなくなるためです。

患者さんの会や、家族の会などで同じ立場の人たちと話し合うことで、視野を広げることができます。病気の自分を受け入れ、その状態のままでやれることを見つけ、最善のあり方を再構築していくことができれば、苦しさが軽減するでしょう。

とりあえずいまラクになることにとり組む

また、嫁姑や介護など家庭内の問題も、すぐには環境を変えることができないため、治療、回復に時間がかかります。

本質的な解決のためには、自分に起こったことを日々記録し、出てきた問題を細かく分割して問題解決療法の方法で解決していきます。

たとえば、介護する義母が余命宣告を受け、初めて時間に限りがあると気づき、気持ちが変化した人もいます。渦中にいるときは終わりがないように思える介護ストレスの、コーピングの難しさがうかがえます。

孤独な長距離走にならないように。他人に頼るのも解決策のひとつです。

どうしたらいいかわからなければ、「いまできること」「いま、ラクになること」に集中するのがいいでしょう。行動するうちに、問題が整理され、解決策も見えてくることがあります。

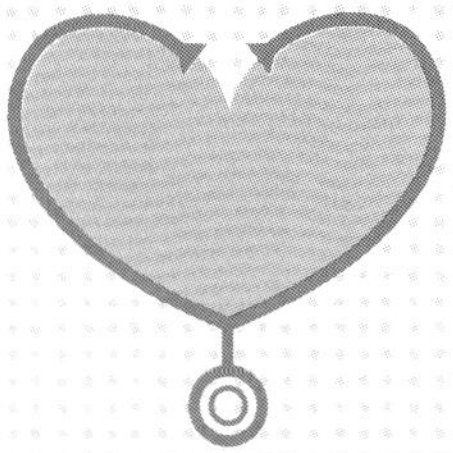

家族・周囲の人ができること

本人の苦しみに共感を示し、安心できる居場所を用意する

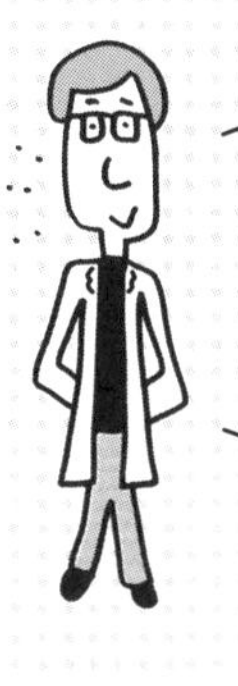

適応障害は
ときに本人を死に追い詰めるほどの病気です。
家族や周囲の人の協力の有無で、
病気の進行や回復は大きく変わっていきます。

家族の理解

仕事、恋愛の失敗に対しては細心の注意が必要

家族や周囲の人は、適応障害で苦しむ本人にどう接したらよいのか戸惑うものです。対応次第で、改善も悪化もあるので注意が必要です。

早退してきたら危険信号。叱責してはいけない

仕事は生計にかかわる問題だということもあり、ぎりぎりまで耐え、心身ともにボロボロになってから医療機関にかかるケースが見られます。症状がピークでつらいのに、家族や周囲の人に病気の自分を受け入れてもらえなければ、居場所を失ってしまいます。

たとえば若い会社員が上司に叱責されて早退するようなケース。よくある若者のわがままのように軽く見られがちですが、ここで親が「情けない奴だ」などと叱ると、本人が自殺を試みることもあります。

早退は、職場に適応できず、終業時刻までいられないほど精神的に追い込まれている状態を示すサインです。まず「つらかったね」と言葉を

悲しみを受容するまでの5段階

1 否認
不安や恐怖を覚え、現実を認めようとしない。

2 怒り
「なぜ自分が」と不公平を感じ、怒りがわき上がる。

3 取引
奇跡を願う、自分の命と引き換えにするなどで悲しみをとり除こうとする。

4 抑うつ
取引が叶わないことがわかると、抑うつ状態におちいる。

かけ、ゆっくりと休ませなければなりません。

適応障害はストレス因子をとり除けば改善することが多いのですが、コーピングスキルが身につかないと、治療に何年もかかることがあります。これは本人が考えや行動を変化させるのに、それだけの時間とプロセスが必要だということでもあります。家族や周囲の人は、本人が安心して治療に専念できる場を与えることが大切なのです。

パートナーとの関係破綻が暴力や自傷行為に発展

また、愛する人との死別や失恋、ペットロスなど喪失によるストレス反応で適応障害が発症するケースがあります。このとき、家族や周囲の人に暴力をふるったり、自傷・自殺が見られたりすることも。

死期や死別に直面した人が悲しみを受け入れるまでには段階があります（P88下）。喪失で適応障害を起こすときは、このうちどこかが抜けていたり、どこかが過剰に激しく現れたりします。たとえば失恋した人が「自分の無理解のせいで彼女が去ったんだ」と考え、自分に罰を与えるために、自殺を試みたりするのです。本人にとっては「たかが失恋」ではないということを理解してください。興奮して暴れたりするときは必ず受診を。場合によっては入院が必要なこともあります。

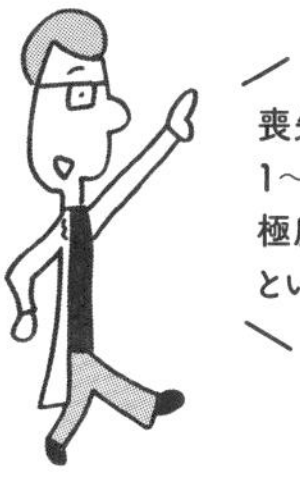
喪失による適応障害の場合、
1～4のどこかが
極度に肥大した形で現れやすい
という特徴があります。

5

受容

現実と直面して、受け入れる。

家族のサポート❶

「つらかったね」と共感する。コーピングの技能不足を指摘しない

適応障害の重症度には幅があります。適応障害の診断が下った人が、いったいどの程度の状態なのか、素人目にはかることは困難です。元気そうに見えたから、と「がんばれ」と励ましたり、「甘えるな」と叱ったりするのは厳禁です。

一緒に相手の悪口を言うくらいでいい

まず、ストレス因子のない安全な環境で休ませることです。職場のストレスなら、家庭内を安全地帯に。家庭内にストレス因子がある場合は、福祉などを利用し第三者に介入してもらったり、実家やホテルなどに避難させたりしてストレス因子から引き離すことも考えます。

適応障害では、不安が強くなることが少なくありません。本人の立場に立ち、全面的に味方をすることで、安心感を与えてください。

部長に叱られたのなら、「そんなこと言うの？　それは部長がわるい

これはやめて！　NGワード

批判　苦しんでいる人を批判してはいけない。

心が弱い

早く治さないと！

甘えるな

情けない

みんなはできるのに！

安易な評価　無理をして平静を装っていることも。素人判断で病状を評価しない。

大丈夫そうよね

それ平気だよ

もうよくなってきたんじゃない？

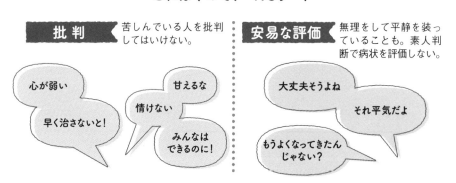

ね。１００％あなたはわるくない」と言い、失恋したなら「あなたをふる○○ちゃんがわるいね」と、初期は一緒に相手の悪口を言うくらいでいいのです。

「あなたはココが足りない」などの指摘は絶対に避ける

適応障害ではストレス因子に対するコーピングスキルの不足が見られます。ただし、家族から本人にそれを指摘するのは避けてください。「そもそもあなたの認識に問題があるんじゃないの」などと指摘するのは逆効果。コーピングのスキル不足は、自分で気づかないと、改善もできず、効果も長続きしません。専門家にまかせるのが得策です。

治療がある程度進んだら、主治医のアドバイスにしたがって問題解決療法を手助けするのもよいでしょう。少しずつ改善していくと、自然と本人の問題のとらえ方が変わり、発言や行動の内容が変わってきます。

「お父さんは部長がわるいと言っていたけど、僕のやり方もわるいところがあったと思う」といった反省の弁が出るようになったら、治療が進んできた証拠です。励ましの言葉をかけてもいいかもしれません。

「若いときはそんなことがあったよ」など、親の体験談を披露したり、人生哲学を語ったりするのは、この段階を待ってからにしてください。

強制

まず休養が必要。しなければならないことを課したりしない。

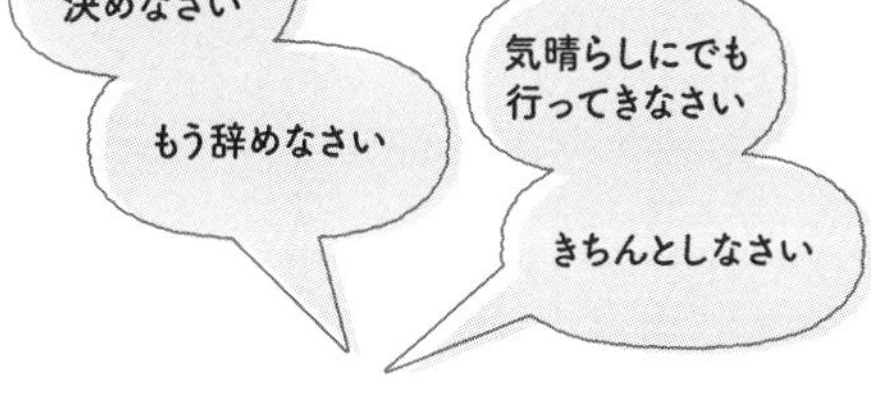
早く決めなさい
もう辞めなさい
気晴らしにでも行ってきなさい
きちんとしなさい

詰問

責任、原因を問い詰めると、さらに抑うつを招いてしまう。

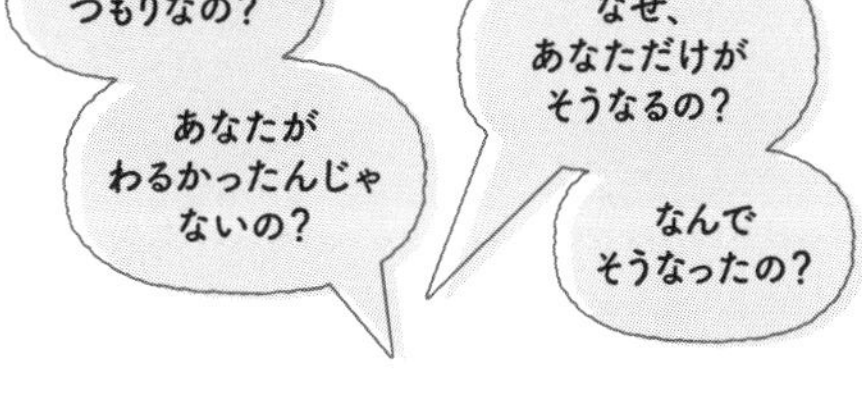
この先どうするつもりなの？
あなたがわるかったんじゃないの？
なぜ、あなただけがそうなるの？
なんでそうなったの？

家族のサポート❷

本人の許可を得て、クリニックで見通しを聞く

合わない環境に身を置いて悩む適応障害の患者さんにとって、家庭でくつろぐ時間は大切な精神安定剤です。家族との良好な関係性が築けていると治療の効果も早まるはずです。

家族関係がこじれる前に主治医に確認

ただし、本人のことを思うあまり家族だけでなんとかしようとすると、かえってこじれがちです。治療は本人と専門家を中心に、家族はサポートするくらいがいいでしょう。医師と本人、家族の連携がスムーズなほど治療はうまく進みます。

なかなか治らないからと、医師を変えることを勧めたりするのは、かえって本人を混乱させたり、改善を遅らせたりしてしまいます。心配なときは本人と一緒に主治医に直接会い、治療の見通しや方法などを尋ねてください。

看護、介護が原因になっているなら、社会福祉制度を利用する

適応障害と診断された患者さんが高齢者の介護をしていたり、家庭内暴力や子どものひきこもりなどで悩んでいたりする場合には、家族の問題をひとりで抱え込んでいる可能性があります。とにかく「孤立しない、孤立させない」ことが大切です。

家族は、問題を本人だけに押しつけないように配慮し、社会福祉制度などで第三者の助けを求めましょう。どこに行けばいいのか迷うときは、地域の保健所を尋ねてください。

主治医にとっても家族と会って本人の家庭での様子などを聞くことができれば、治療に大きなプラスになります。家族は、本人に対する適切な接し方を主治医に聞くことができます。とくに発達障害が併存する場合は、親のつき添いがあったほうが治療はスムーズです（P34）。ただし、家族が主治医に相談するときは本人の了承が必要です。

治療を続け、回復を待てる環境をつくる

適応障害を発症したとき、本人がひどく興奮して攻撃的になったり、自殺の危険が高かったりする場合は、一時的に入院が必要となることもありますが、基本的には家庭が治療の場となります。家庭では、家族全員が「本人をそのまま受け入れる」よう努めてください。不可解な言動があったとしても、それは病気によるものです。けっして人格を否定するような言葉、批判や非難の言葉をぶつけてはいけません。経済的な不安があれば話し合ったり、ソーシャルワーカーに相談したりして必要なサポートを行い、安心して治療に臨める場を提供します。

治療を行っているあいだは、病気によって正しい判断ができなくなっている恐れがあります。保留にできるものはできるだけ先に延ばし、大きな決断をさせないなどの配慮が必要です。

地域名＋窓口名を入れてウェブで検索！

ケア問題で悩んだときの福祉の窓口

- 高齢家族のケアの問題…　地域包括支援センター　市区町村の介護福祉課
- 精神疾患、依存症などの問題…　精神保健福祉センター　市区町村の障害福祉課
- 経済的な問題…　市区町村の福祉課・国民年金課　年金事務所
- 就労の問題…　ハローワーク
- 子どもの問題…　子ども家庭支援センター
- 家庭内暴力…　配偶者暴力相談支援センター

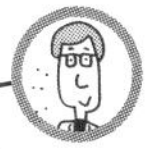

家族・親族のケア問題で
適応障害を起こしている場合、
社会福祉制度の利用窓口に相談を。
必要な支援に
つながることができます！

職場の対応

人事部、産業医、主治医が連携。環境を整え、復帰の支援をする

適応障害の原因が職場にある場合には、まず上司や人事、産業医と主治医との連携が必要です。主治医に指示を仰ぎ、働き方の見直しや人事異動等で、環境の調整を行います。

主治医の許可が出るまで直接連絡はNG

本人に仕事を続ける意思があれば、治療を続けながら働ける環境を整えましょう。業務量や異動による業務内容の調整のほか、職場での座席の位置や通勤時間帯など、トータルできめ細かな配慮が必要です。

休職が必要なほど悪化している場合には、主治医の指示にしたがって会社からの連絡は控えてください。メールやスマホなどで直接コンタクトをとることは避けて、家族を介して連絡しましょう。きちんとストレス因子から離れないと、症状が悪化して治療が長引いてしまいます。

休職する際は、職場の休職制度にのっとって手続きをします。傷病手

傷病手当金のポイント

療養で休職中の場合、給料のおよそ3分の2が支給

- 健康保険の被保険者であれば、アルバイト、パート、派遣社員も対象。
- 連続する3日間を含み、4日以上仕事を休むと、給料の約3分の2が支給される。
- 最長で1年6か月利用できる（国民健康保険の人は利用できない）。
- 被保険者（本人）、療養担当者、事業主が書類を記入し、保険者（健康保険組合等）に提出。
- 申請書類の作成に2～3週間、申請から受給開始までに2週間～3か月程度かかる。
- 支給期間中に退職する場合も、期間内の受けとり可能。
- 事業主からの給与は支払われないかわりに、健康保険組合から傷病手当金が支払われる。
- 数か月分まとめて申請できるが、給与のかわりとして毎月申請するケースが多い。
- 最低月1度の受診が必要（治療の姿勢を見せなければ審査を通過しない）。

当金を利用することもできます（P94下）。

回復すれば、高いパフォーマンスを発揮

症状が改善し、主治医が職場復帰可能と判断したら、職場復帰支援（リワーク）プログラムに参加してもらいます。このプログラムは、心身を慣らして仕事に復帰しやすくするとともに、再発を防止する効果が期待できます。おもに3つのタイプに分かれています（下）。

たとえば医療リワークを希望する場合には、まず主治医と相談して実施時期を決め、担当者に申し込みます。調整に時間がかかるので、申し込みから開始までに1か月程度は見ておきましょう。

初回面接（インテーク面接）で、これまでの経緯や現在の状況を担当者と共有し、治療方針やスケジュールを設定します。内容は人によって異なりますが、一般に対人スキル向上、カウンセリング、認知行動療法や問題解決療法などを行います。期間は3か月程度が目安です。

リワークプログラムを終え、ストレス因子を除去した職場に復帰すると、多くの人は本来のパフォーマンスが発揮できるようになります。

適応障害を乗り越えるとコーピング力が高められストレスに強くなるので、以前より高いパフォーマンスを発揮する人が少なくありません。

＼ 実施団体によって変わる ／

3タイプのリワークプログラム

職場リワーク

産業医がいる企業の場合、職場復帰プログラムやEAP（従業員支援プログラム）を利用して実施される。費用は企業負担。

職リハリワーク

地域障害者職業センターにて、職業カウンセラーが実施。本人だけでなく雇用主も指導を受ける。費用は無料（ただし公務員は利用不可）。

医療リワーク

医療機関で行われるリワークプログラム。治療行為の一環として行い、再発や再休職予防が目的。健康保険制度や自立支援医療制度を利用できる。

浅井逸郎（あさい・いつお）

精神科医。医療法人社団ハートクリニック理事長。

東京大学文学部卒業後、1993年千葉大学医学部卒業。2003年ハートクリニック開業。大船のほか、町田、横浜、小田原にも展開する。各種心理検査、身体的検査を行い、データに基づいた客観的治療を実施。薬物療法だけでなく、認知行動療法、リラクセーション、カウンセリングなど医学的にも心理学的にも評価の定まった治療法を総合的に行う。また、家族に向けて学びの場を提供。ウェブサイト等を通じて精神障害のさまざまな情報を発信している。日本精神神経学会精神科専門医。精神保健指定医。多文化間精神医学会理事。環太平洋精神科医会議理事。世界文化精神医学会理事。監修書に『チックのための包括的行動的介入（CBIT）セラピストガイド――トゥレット症とのつきあい方』（丸善出版）、『心のお医者さんに聞いてみよう 「うつ病の夫」に妻がすべきこと、してはいけないこと――抜け出すための"寄り添い方"がわかる本』『心のお医者さんに聞いてみよう わが子、夫、妻…。大切な家族が「適応障害」と診断されたとき読む本――正しい理解と接し方』（ともに大和出版）などがある。

●医療法人社団ハートクリニック　神奈川県鎌倉市大船1-22-9　湘南大船ビル4F
URL　https://www.e-heartclinic.com

［参考資料］
『ストレスとコーピング　ラザルス理論への招待』R・S・ラザルス講演　林峻一郎 編・訳（星和書店）
『図解 やさしくわかる認知行動療法』貝谷久宣・福井至監修（ナツメ社）
『ワークシートで学ぶ　問題解決療法』平井 啓・本岡寛子著（ちとせプレス）

心のお医者さんに聞いてみよう
「適応障害《てきおうしょうがい》」って、どんな病《びょう》気《き》？
正しい理解と治療法

2021年11月30日　初版発行
2022年11月24日　2刷発行

監修者………浅《あさ》井《い》逸《いつ》郎《お》
発行者………塚田太郎
発行所………株式会社大和出版
東京都文京区音羽1－26－11　〒112－0013
電話　営業部03-5978-8121／編集部03-5978-8131
http://www.daiwashuppan.com

印刷所…・信毎書籍印刷株式会社
製本所…・株式会社積信堂

ISBN978-4-8047-6380-4